# MELONE ZUM FRÜHSTÜCK

## Devanando Otfried Weise

für
NIKOLAY

# MELONE ZUM FRÜHSTÜCK

Abenteuergeschichten über gesundes, genußreiches Essen

von
DEVANANDO OTFRIED WEISE

mit Bildern von
FRIEDER VOGEL

FREDERIKSEN & WEISE
SMARAGDINA

1. Auflage 1991

Copyright by Frederiksen & Weise SMARAGDINA-Verlag

Perlschneiderstraße 39, D-8000 München 60, Tel.:089/8344978

Alle Rechte der Verbreitung und Vervielfältigung, auch durch Film, Fernsehen, Funk, fotomechanische Weitergabe, Tonträger jeder Art und auszugsweisen Nachdruck, sind vorbehalten.

Lektorat: Uta Weise, Rottendorf

Satz und Buchgestaltung: SMARAGDINA-Verlag

Druck: Ebner Ulm

ISBN 3-9802471-1-4

Printed in Germany

# INHALT:

# Wie der Dichter Hafis seine Kindheit erlebte

Vor vielen hundert Jahren lebte im fernen Persien ein kleiner Junge mit dem Namen Hafis. Er sollte später als Dichter weltberühmt werden. Noch heute singt man in den orientalischen Ländern seine Liebeslieder, und der ebenso berühmte deutsche Dichter Goethe hat ihm durch die Übersetzung vieler seiner Gedichte ein Denkmal gesetzt. Damals aber war Hafis noch weit davon entfernt, ein bedeutender Mann zu sein. Ja, er hatte noch nicht einmal eine Ahnung davon.

### Der Garten in Schiras

Er lebte in einem großen Haus inmitten eines herrlichen Gartens am Rande der Stadt Schiras. Während rings um die Stadt die Wüste in der Sonne flimmerte, war es dort frisch und kühl. Wasser plätscherte in kleinen Gräben, die das kostbare Naß zu all den durstigen Pflanzen leiteten. Mächtige Feigenbäume, Apfel- und Birnbäume, Granatapfelbäume, Khakibäume, Maulbeerbäume, Aprikosen- und Pfirsichbäume spendeten Schatten und boten ihre Früchte an, Weinreben rankten sich in Holzgestellen, und Mandel- und Pistazienbäume lockten mit ihren knackigen Kernen. Die herrlichsten Rosen blühten da, und man sagte, es sei sogar die Sorte mit dem betörendsten Duft der Welt dabei, die aus den Gärten des Königs Aschoka aus Indien stamme. Und in den lauen Sommernächten lauschte Hafis den süßen Gesängen eines kleinen unscheinbaren Vogels mit dem persischen Namen Bolbol-Hezar, was so viel bedeutet wie Vogel der tausend Lieder, zu deutsch Nachtigal.

Wenn er nicht gerade die 32 Zeichen der persisch-arabischen Schrift studierte oder sich mit dem kleinen Einmaleins plagte, streifte er am liebsten durch den Garten, sah seinem alten Freund Manutscher zu, wie dieser den Lauf des Wassers in den

Gräben zu den Bäumen lenkte, und half der Gärtnerin Parwane beim Jäten der Gemüsebeete. Knackige Karotten und Radieschen, saftige Gurken und Paprika, süße rote Zwiebeln, dunkelgrüner Spinat und Blattsalat verschiedener Art, duftende Petersilie, Koriander, Pfefferminz und vieles mehr zogen ihn magisch an. Stundenlang konnte er so seine Entdeckungen machen oder auch nur dasitzen und Sonne oder Schatten, Düfte, Geräusche und Klänge genießen. Er vermißte dann niemanden.

Überall konnte er kosten und mit vollem Mund schmatzend essen, bis ihm der Saft der süßen Früchte und der würzigen Gemüse übers Kinn lief. Pudelwohl fühlte er sich dabei, der Körper summte vor Wärme und Leben. Er roch den Duft der Erde der frisch bewässerten Beete und vergaß die Welt um sich herum. Ein himmlisches Gefühl erfaßte ihn, und es war ihm, als ob er und die Früchte, ja, der ganze Garten und die Stadt mit all den herrlichen Moscheen und fleißigen Menschen und die Wüste und das ferne Meer - von dem er bisher nur gehört hatte -, daß alles, alles nur für ihn da sei. Er fühlte sich eingebettet, umhegt und beschützt. In der linken Hand hielt er eine Gurke und in der rechten einen Pfirsich, und Freudentränen der Glückseligkeit rannen über seine Wangen. Leise fing er an zu summen, und sein Lied schwoll rasch an zu einem nie gehörten Gesang voller Freude und Glück. Manutscher und Parwane fragten sich in diesen Momenten, wo Hafis wohl diese ihnen völlig unbekannten Lieder gelernt habe - er wußte es auch nicht. Sie strömten einfach aus ihm heraus - aus Dankbarkeit für so viel Glück, mit all den herrlichen Früchten und Pflanzen in solch paradiesischer Umgebung leben zu können.

## Melone zum Frühstück

Seine Mutter Golnar mochte noch so sehr mit so schmackhaften Gerichten wie Reis mit grünen Bohnen und Dill und zarten Stückchen Ziegenfleisch oder gekochtem Schaffleisch mit Kichererbsen und Lauch in Brühe oder Kebab (Fleisch vom Grillspieß mit Reis, Butter, Eigelb und Sumak gewürzt) oder Fladenbrot mit Schafskäse locken. In den langen, warmen Mo-

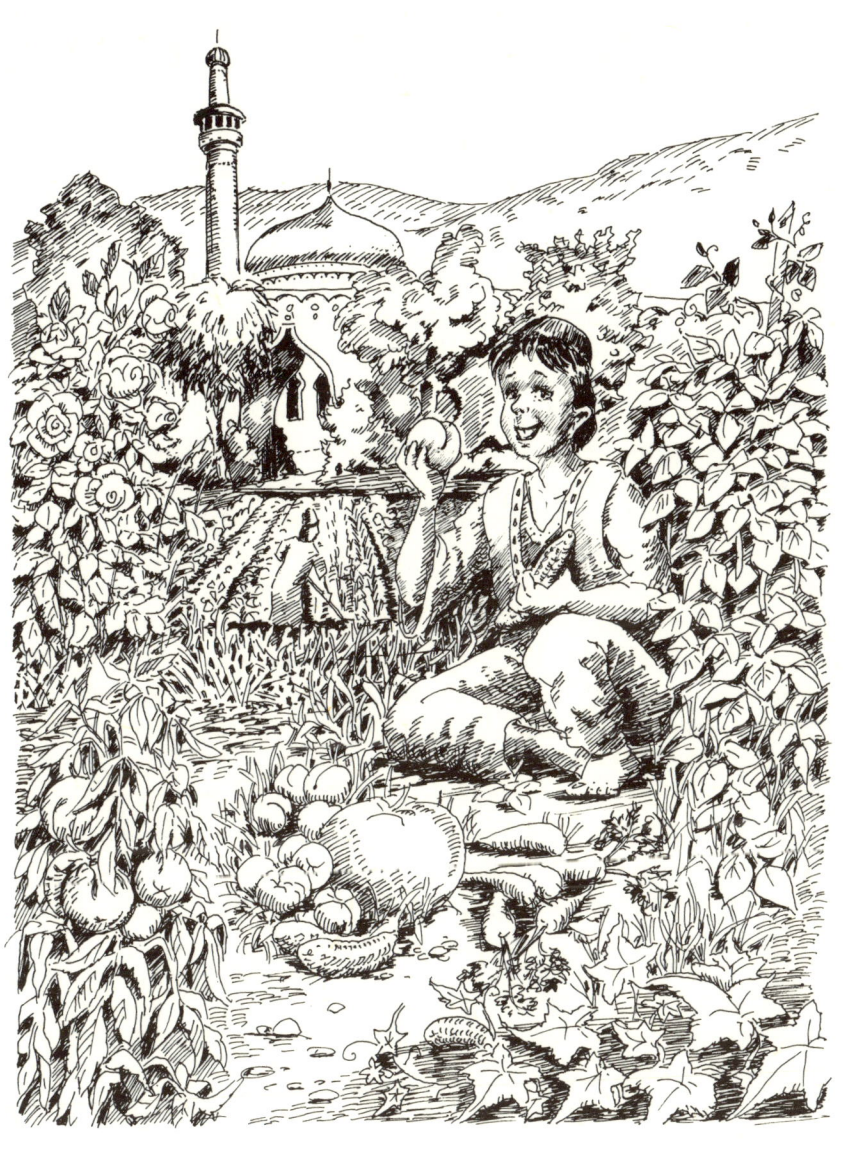

Bild 1: Hafis in seinem Garten in Schiras

naten, solange Hafis im Garten schlemmen konnte, rief sie ihn vergebens zu den Mahlzeiten. Und da er sich so prächtig entwickelte, in der Koranschule schon mit sieben Jahren schwierige arabische Texte fehlerfrei schreiben und Gedichte frei rezitieren konnte, da seine Stimme glockenklar und hell bis zu ihr in die Küche klang, ließ sie ihn gewähren. Sie war eine weise Frau, die tief im Herzen die Bestimmung ihres Sohnes längst erkannt hatte und die spürte, daß die glückseligen Momente, die er im Garten erleben durfte, der Grundstein für seine göttlichen Gedichte sein würden.

Sie beobachtete ihren Sohn und wußte meist, wo er war. Sie gab ihm ihre ganze Liebe, aber sie versuchte nicht, ihn zu beeinflussen. Sie konnte sehen, daß er ein feines Gespür für das hatte, was ihm gut tat. Ja, sie konnte regelrecht von ihm lernen, das zu tun, was sie selbst in ihrem Innersten als richtig verspürte. Sie sah, daß er gesünder und widerstandsfähiger, lebendiger und klarer war als die anderen Kinder, welche die traditionellen persischen Gerichte zusammen mit ihren Eltern aßen und auf den staubigen, lärmigen Straßen und Plätzen "Ali Baba und die vierzig Räuber" spielten. Sie wehrte die Forderungen ihres Mannes Rostam standhaft ab, Hafis müsse mit ihnen zusammen essen. Im Winter geschah das noch oft genug. Und selbst in der kalten Jahreszeit aß Hafis am liebsten Früchte, die sich lagern ließen, wie Äpfel und natürlich die vielen Trockenfrüchte wie Feigen, Maulbeeren, Aprikosen und Rosinen.

Auch die Datteln, die mit langen Kamelkarawanen aus den heißen, frostfreien Teilen Südpersiens herangeschleppt wurden, hatten es ihm angetan. Stundenlang konnte er im Winter in den Innenhöfen der großen Karawansereis herumhängen, wo die Karawanen entladen wurden. Er probierten von den verschiedenen Sorten, den weichen, schwarzen, saftigsüßen, den hellen, harten, zuckrigen, den honigsüßen, braunen, und manchmal gelang es ihm sogar, einige Streifen getrocknete Mango aus Indien oder eine getrocknete Banane aus Belutschistan zu erhaschen. Mit solchen seltenen Leckerbissen stieg er dann auf das Dach des Basars, setzte sich auf den Stampflehmboden und verzehrte die Köstlichkeiten in der schräg stehenden Sonne.

An anderen Tagen, wenn es ihm nicht nach Süßem zumute war, knabberte er Mandeln, Pistazien und Walnüsse und eingekellerte Karotten, Rübchen und Petersilienwurzeln. Brot und Käse aß er nur ungern, weil er am nächsten Tag meist verschnupft war und seine Lieder nicht so klar und rein klangen, wie er es gewohnt war. Auch Sauermilch mied er aus diesem Grunde, frische Milch wurde damals in Persien sowieso nicht getrunken. Abends ließ er sich von Großmutter Fatimas alten Geschichten aus tausend und einer Nacht in eine verzauberte Märchenwelt entführen. Er träumte dann, Herr über ein Reich von Riesengärten zu sein, in denen alle bekannten Früchte, Gemüse und Salatsorten aus allen Teilen der Erde wuchsen. Er war der große Gärtner, unter dessen pflegender Hand alles blühte, gedieh und reifte. Es gab keinen Winter, jahrein jahraus erntete er alles, was sein Herz begehrte. Und er hatte soviel davon, daß er die ganze Menschheit damit beschenken konnte. So aßen auch die Bewohner der kalten Zonen im hohen Norden, in Franken oder Finnland zum Beispiel, im Winter frisches Obst und Gemüse und blieben fit und gesund.

Der Traum des kleinen Hafis ist inzwischen für die Menschen in den kühlen Zonen der Erde, zum Beispiel in Deutschland, in denen der Winter das Pflanzenwachstum unterbricht, wahr geworden. Sie erhalten zu allen Jahreszeiten ein großes Angebot an frischen Früchten und Gemüsen, das in Riesenkühlschränken auf Lastwagen, Eisenbahnen, Schiffen und Flugzeugen aus allen Teilen der Erde zu ihnen gebracht wird. Mehr und mehr tauchen bei uns Früchte auf, von denen wir früher nur träumen konnten. Hast Du schon einmal eine Mango, eine Khaki oder eine Avokado probiert, oder zum Frühstück Melone gegessen?

## Aufbruch der Karawane

Als Hafis zehn Jahre alt ist, darf er mit einer Kamelkarawane von Schiras nach Indien ziehen. Voller Aufregung fiebert er dem großen Ereignis entgegen. Was soll er nur alles mitnehmen? Es ist Herbst. Tagsüber wird es noch sehr heiß, des Nachts aber recht kühl, besonders in den höheren Teilen der Wegstrek-

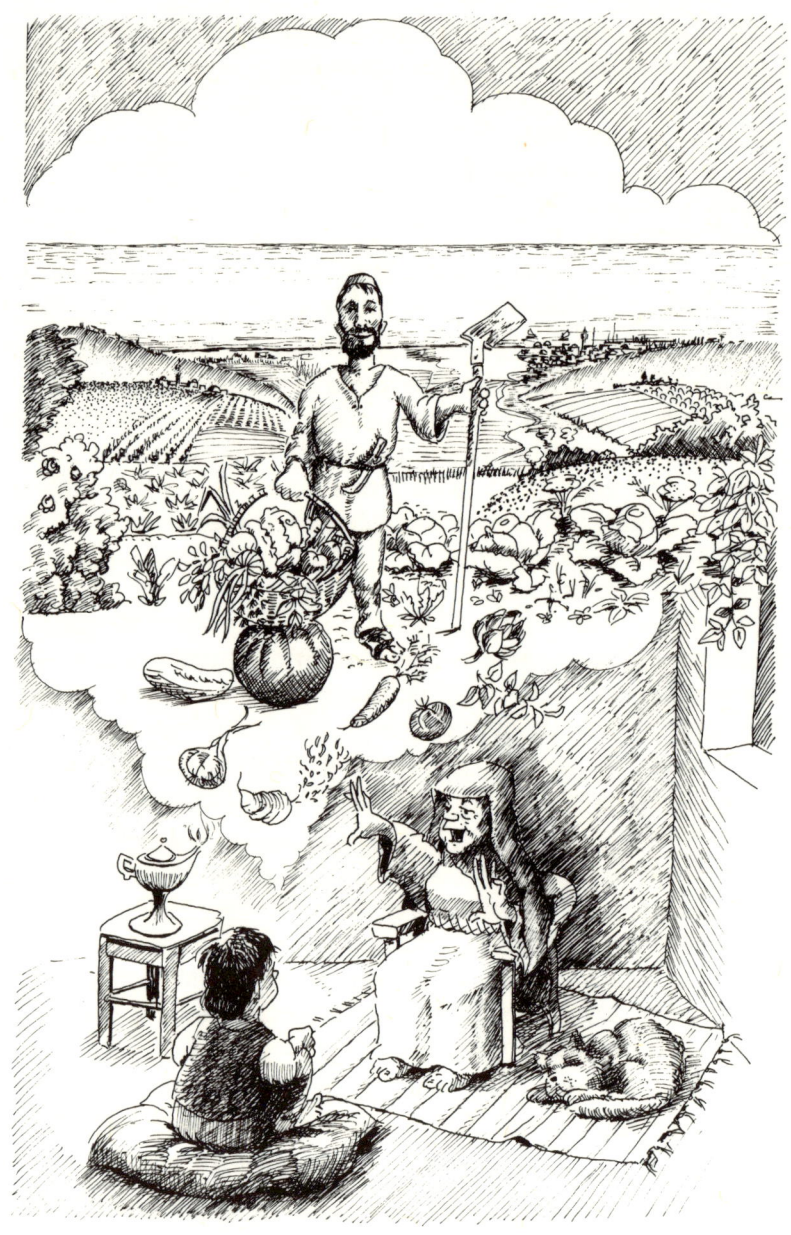

Bild 2: Märchenstunde mit Großmutter und der Traum, Gärtner
der ganzen Welt zu sein

6

ke, die über mehrere Pässe führt, auf denen die Karawanenstraße die inneriranischen Gebirgsketten überwindet, die sehr hoch aufragen. So muß er sich auch einen warmen Pullover und eine warme lange Hose einpacken, zwei Decken aus Kamelwolle und ein gutes Paar Schuhe, das er im Basar ersteht. Spitzen und Absätze sind mit Kuhhorn verstärkt, die Sohle ist elastisch aus vielfach gefaltetem, senkrecht stehendem Segeltuch. Auf dem Kopf trägt er einen hellbraunen, runden Filzhut ohne Krämpe, wie ihn die Kashgai-Nomaden bevorzugen.

Die Karawane besteht aus fünfundzwanzig einhöckrigen Last-Kamelen, die auch Dromedare genannt werden. Sie gehen mit schaukelndem Schritt eins nach dem anderen, begleitet von fünf Treibern. Dazu kommen noch zwei Reitkamele - eines für Mustafa, den Kaufmann und Freund seines Vaters, und ein zweites für dessen Diener und Hafis. Die beiden teilen sich das Tier und marschieren zwischendurch zu Fuß. Drei Lastkamele tragen die Zeltausrüstung für den Kaufmann sowie vor allem Verpflegung, zwei weitere Kamele sind mit großen Ziegenleder-schläuchen beladen, die das kostbare Wasser enthalten, das für Wüstenreisen so wichtig ist, denn nicht immer kann man damit rechnen, daß an den vorgesehenen Rastplätzen genügend gutes Wasser vorrätig ist. Die übrigen zwanzig Lastkamele tragen Mustafas Waren, die in Indien verkauft werden sollen.

Bevor alles eingepackt wird, darf Hafis die Waren bestaunen. Es handelt sich um feinste Teppiche aus Quom und Nain sowie um Goldbrokat aus den Webereien in und um Yasd. Er streicht mit der Innenseite der flachen Hand fachmännisch über die kostbaren Stücke und spürt die feine Schafwolle und die etwas höher stehenden Partien des Musters, die aus Seide geknüpft sind.

"Solche phantastischen Stücke hängt man am besten an die Wand", sagt Mustafa. "Die fleißigen Knüpferinnen haben an jedem Stück mehr als ein Jahr gearbeitet". Der geschmeidig kühle Goldbrokat gleitet durch Hafis kleinen, zarten Hände.

"Schade, daß hier kein Spiegel ist", denkt er, während er ein Stück Stoff um sich wickelt und an sich hinunter sieht. "Jetzt sehe ich aus wie ein Königssohn!"

"Wo nimmt der Kaufmann bloß das viele Geld her, mit dem er

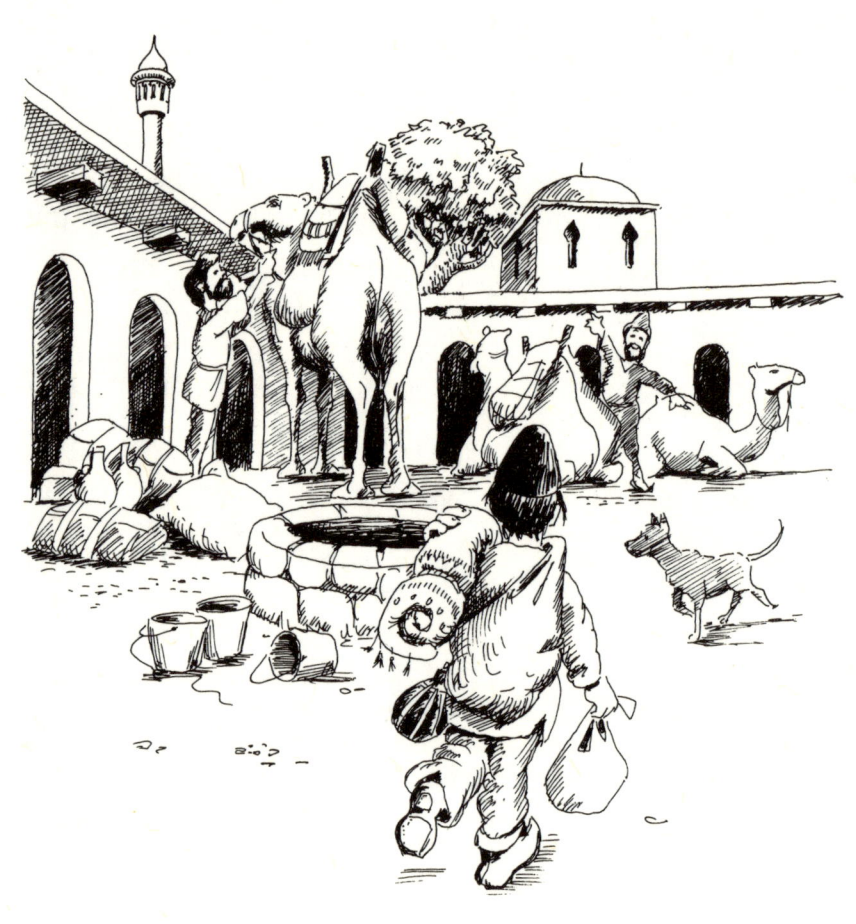

Bild 3: Packen der Karawane

die teuren Waren gekauft hat", wundert sich Hafis.

"Damit die wertvollen Kostbarkeiten nicht räuberischem Gesindel in die Hände fallen, habe ich eine Gruppe von zehn wüstenerprobten Männern angeheuert. Sie reiten besonders schnelle Reitkamele und sind mit Dolchen, Schwertern und Pfeil und Bogen bewaffnet und durch leichte Lederpanzer geschützt", sagt Mustafa. "Wir treffen sie außerhalb der Stadt, morgen bei der Abreise. Wenn ich die Waren verliere, bin ich ruiniert."

Kamele schaffen am Tag etwa fünfundzwanzig Kilometer, deshalb liegen entlang Teilabschnitten der geplanten Route in diesem Abstand Karawansereien, wehrhafte viereckige Lehmbauten mit Innenhof und großem, abschließbarem Tor. Sie liegen in der Regel an einer Wasserstelle, besitzen Zisternen oder sind die Endpunkte von unterirdischen Grundwassersammelkanälen, den Qanaten, die zu Hunderttausenden das iranische Hochland durchziehen, von Menschenhand mühevoll in den Boden gegraben. Die Karawansereien bieten Schutz von Sandstürmen, Hitze und Kälte und nicht zuletzt von nächtlichen Überfällen durch Räuber. Dort kann man auch meist Futter für die Kamele und Nahrung für die Reisenden kaufen

## Am Neyris-Salzsee

Die Karawane hat soeben nach drei staubigen Tagen das Ufer des Neyris-Sees erreicht. Jetzt wird es spannend für Hafis. Am Ufer eines Salzsees war er noch nicht. Als die Karawane am Abend neben dem kleinen Dorf Sahlabad ihr Lager aufschlägt, läuft er schnellfüßig ans Ufer. Er staunt nicht schlecht, als er dort Blumenkohl zu sehen glaubt. Als er sich bückt, um ein Stück aufzuheben, stellt er fest, daß es sich um etwas anderes handeln muß. Er leckt daran und schmeckt Salz. Und dann erinnert er sich, daß er im Basar solche Salzstücke schon gesehen hat. Auch das Wasser des Sees schmeckt stark salzig - "trinken kann man das nicht", sagt er zu sich selbst. "Und deshalb sind schon viele Menschen in der Wüste verdurstet, obwohl sie am Ufer eines Sees saßen." Er zieht die Schuhe aus und watet in dem lauwarmen Wasser in den See hinein. Nach fünf Minuten

Gehen reicht ihm das Wasser erst bis unters Knie – so flach ist der See. Er wirbelt schwarzen Schlamm vom Seeboden auf.

Als er schließlich ins Lager zurückkehrt, ist schon alles bereit fürs Abendessen. Der Diener und die Treiber haben rundes Fladenbrot gebacken, das sie mit roten, süßen Zwiebeln verzehren. Mustafa und Hafis halten sich vor allem an getrocknete Feigen, Maulbeeren, Rosinen und Pistazien. "Für Wüstenreisen sind Trockenfrüchte und Nüsse die ideale Verpflegung", sagt Mustafa. Und er muß es wissen. Schon über zwanzigmal ist er von Persien nach Indien gereist, und es geht ihm ausgezeichnet. "Sie enthalten alles, was der Mensch braucht, sind auch bei Hitze nicht verderblich und gut zu transportieren."

"Nur mit dem Wasser ist das so ein Problem", sagt er zu Hafis. "Die Sonne ist hier so heiß, daß sie Wasser, das an einer Quelle aus dem Berg austritt oder nach einem Regen in einer Senke zusammenläuft, gnadenlos aufschleckt. Man sagt, das Wasser verdunstet. Auch der große Neyris-See ist davon nicht ausgenommen. Er schrumpft in besonders trockenen Jahren auf die Hälfte seiner Fläche; und in einigen Tagen wird unsere Karawane auf dem Boden eines völlig ausgetrockneten Sees dahinziehen. Wenn die Sonne das Wasser aufnimmt, wenn es sozusagen in die Luft verschwindet, dann bleibt das Salz zurück, das vorher im Wasser enthalten war. Es wächst der "Blumenkohl", den du am Seeufer gesehen hast. Das ist so ähnlich wie Zuckerwasser, das so lange über dem Feuer erhitzt wird, bis das meiste Wasser verkocht ist und ein dicker Syrup übrig bleibt, der den Zucker enthält, den man vorher im Wasser aufgelöst hat."

"Das Wasser in der Wüste hat fast immer unter der unersättlichen Sonne gelitten, weshalb es meist leicht bis stark salzig schmeckt. Und selbst schwach salzig schmeckendes Wasser ist gar nicht gesund! Der Körper kann das viele Salz nicht brauchen. Das siehst du daran, daß es beim Schwitzen wieder herauskommt. Wir haben deshalb extra gutes Wasser dabei – sogenanntes Süßwasser –, damit wir auf besonders schlechte Wasserstellen nicht angewiesen sind. Die Kamele vertragen übrigens mehr Salz als die Menschen, und die Dattelpalmen kön-

nen salzigeres Wasser trinken als Obstbäume oder Gemüse-
pflanzen."

"In Indien während der Regenzeit, dem Monsun, hab ich mal
ein Experiment gemacht", fährt Mustafa fort. "Ich habe viele
Wochen lang nur Regenwasser getrunken, das gar kein Salz enthält, und Obst gegessen. Wenn ich mich dann in der Sonne be-
wegte und arbeitete, schwitzte ich viel weniger als meine Mitarbeiter, und der Schweiß schmeckte nicht salzig, und mir ging
es ausgezeichnet. Deshalb salze ich auch mein Essen nur noch
ganz wenig."

"Das habe ich aber auch schon ganz anders gehört", entgegnet
Hafis. "Wir haben in der Schule gelernt, daß man das Salz, das
man ausschwitzt, wieder ersetzen muß, indem man salziges
Wasser trinkt oder salzige Speisen ißt."

"Das ist nur in extremen Ausnahmefällen richtig", sagt
Mustafa. "Du kannst getrost davon ausgehen, daß du über dein
Essen, speziell über frisches Obst und Gemüse genügend Salz
für deine Gesundheit aufnimmst. Ich habe darüber mit berühmten persischen und indischen Ärzten gesprochen. Einige
von ihnen sagten mir, daß man am gesündesten und ältesten
wird, wenn man nur Regenwasser trinkt - was ja gar kein Salz
enthält. Sie haben durch Fastenkuren mit Regenwasser schon
schwere Krankheiten geheilt."

Inzwischen ist die Nacht hereingebrochen. Hafis bereitet sich
mit seinen Decken ein Lager und fällt unter dem Sternenzelt in
tiefen Schlaf. Im Traum findet er sich in der Zukunft wieder. Er
sieht sich in einem riesigen Geschäft Mineralwasser kaufen. Er
erkundigt sich beim Händler, welches Mineralwasser wohl am
wenigsten Salz (Mineralien) enthalte. Der Kaufmann empfielt
ihm das französische Volvic und destilliertes Wasser. "Damit
werden Sie innerlich am saubersten und folglich am gesündesten und kräftigsten, junger Mann", sagt er. Hafis freut sich
über die Anrede und kauft einige Flaschen von diesem reinen
Naß. "Dann muß ich kein salziges Wüstenwasser trinken",
denkt er.

Noch einen ganzen Tag zieht die Karawane am Seeufer mit seinen weißen Salzrändern entlang. Schließlich verläßt sie das Bek-

11

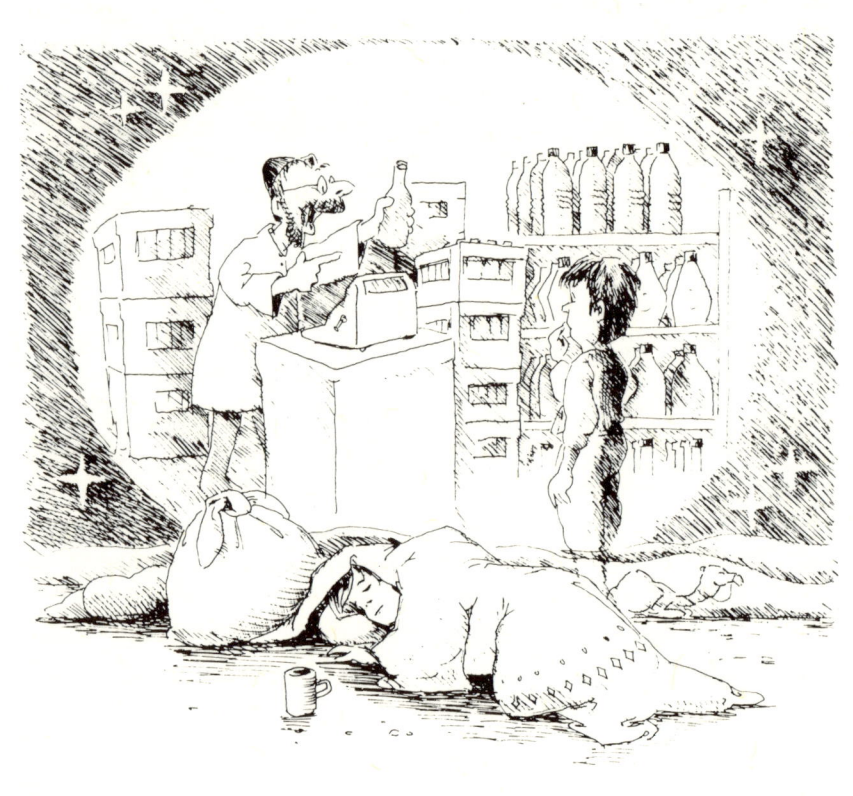

Bild 5: Wasserkauf im Traum im Supermarkt

12

ken von Neyris und gelangt über einen Paß in das nächste Wüstenbecken, das in seinem tiefsten Teil statt eines Sees eine Salztonebene beherbergt. Hier läuft jährlich nicht so viel Wasser zusammen wie im Neyris-See, und deshalb trocknet es jedes Jahr völlig aus. Es läßt dabei das Salz und den Ton, den es von den Bergen und den umgebenen Flächen mitgebracht hat, im Tiefsten liegen, wo sich eine völlig ebene Fläche ausbildet. Über den harten Boden schreitet die Karawane mühelos dahin.

"Wenn wir jetzt einen Wagen mit Pferden hätten, dann könnten wir im Galopp mit Höchstgeschwindigkeit dahinrasen. Ein richtiges Wettrennen könnten wir veranstalten", sagt Hafis. "Nur im Frühjahr, nach den feuchten Wintermonaten ist hier alles morastig und unpassierbar. Dann würden wir hoffnungslos versinken", ergänzt Mustafa.

Die zehn Krieger, welche die Karawane zum Schutz begleiten, veranstalten mit Erlaubnis von Mustafa ein Wettreiten. Mit lauten Schreien feuern sie die Kamele an. Die breiten Füße der Tiere schlagen klatschend auf den harten, hellbraunen Lehmboden. Nach ein paar Minuten scheint die Reitersschar über dem Boden zu schweben.

"Das ist eine Täuschung, weil die Luft in der Hitze flimmert", sagt Mustafa. "Auch das Wasser, das du da hinten erblickst, ist nicht wirklich da. Jetzt im Herbst ist hier alles eingetrocknet. Der nächste Regen kommt erst in ein paar Monaten."

"Jetzt dämmert mir was", sagt Hafis. "Nennt man das nicht ›Fata Morgana‹?" Mustafa stimmt zu.


Die Türme des Schweigens

Nach ein paar Tagen erreichen sie die Stadt Sirdschan und dann über einen langen Paß schließlich die große Stadt Kerman. Hier hat Mustafa Freunde, und deshalb macht die Karawane eine mehrtägige Pause. Hafis hat Gelegenheit, die berühmten Granatapfel- und Pistaziengärten von Kerman zu besuchen und vor allem die geheimnisumwobenen Türme des Schweigens. In diesen Gegenden Persiens leben noch Anhänger der alten Religion des Zarathustra, die früher in ganz Persien Staatsreligion gewesen war. Sie hatten den Ansturm des Islam, wie die Religion des Propheten Mohammad heißt, überstanden und durften ihrer alten Religion nachgehen.

Die Anhänger des Zarathustra sind mit heutigen Augen gesehen ganz besonders fortschrittliche, umweltbewußte Menschen. Für sie sind Erde, Wasser und vor allem das Feuer heilig, und so dürfen sie ihre Toten weder begraben noch verbrennen. "Beim Begraben würde der Boden und das Grundwasser verunreinigt, beim Verbrennen die Luft verschmutzt und das Feuer entweiht. Sie legen die Leichname deshalb auf hohen Türmen aus, wo sie von Geiern gefressen werden", erklärt ihm Mustafas Freund.

"Ich würde diese Türme gern einmal von der Nähe sehen", sagt Hafis keck.

"Hast du denn keine Angst vor Leichen und Totenschädeln?" fragt der Gastgeber.

"Ein bißchen schon, aber sehen möchte ich die Türme trotzdem. Ich geh gleich los", sagt Hafis und verschwindet flugs aus dem Haus. Er hat Angst, daß man ihm den Ausflug verbietet.

Er windet sich durch das Getümmel der Kermaner Geschäftsstraßen und fast wäre er von einem wild gewordenen, bockenden Esel in den Dschub geschubst worden. Der Dschub ist ein Wassergraben, wie er in persischen Dörfern und Städten die Wege und Straßen links und rechts säumt. Schließlich entrinnt er den Menschenmassen und verläßt die Stadt.

Langsam mit weichen Knien steigt Hafis den steilen Weg zu den Türmen auf einem Hügel hinan. Ein bißchen mulmig ist ihm schon. Dem Tod ins Angesicht sehen - wer hätte davor nicht Angst. Die letzten fünf Meter muß er an der Mauer des Turmes hochklettern, und dann wäre er vor Schreck fast rückwärts hinuntergefallen. Mit mißmutigem Kreischen flattern erschreckt zwei mächtige Geier auf, lassen sich aber bald wieder bei einem Toten nieder und machen sich an ihr grausames Mahl. Der gesamte Boden des Turmes ist mit Menschenknochen bedeckt.

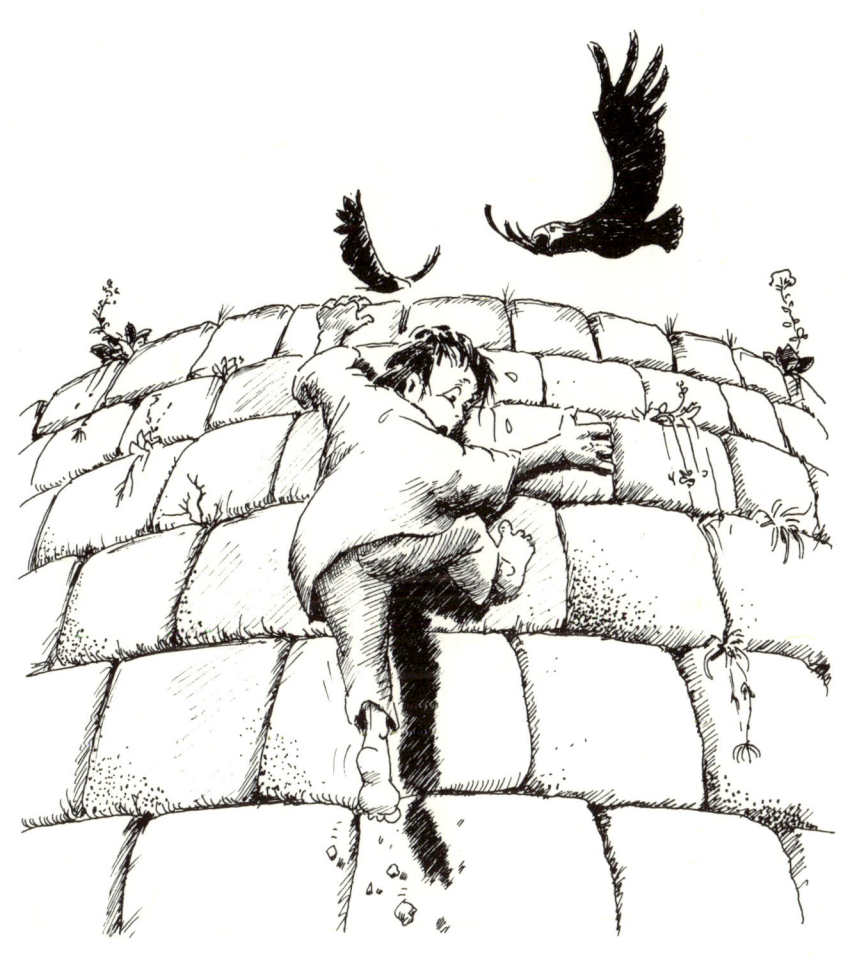

Bild 6: Hafis an einem Turm des Schweigens

nur den Gestank ertragen können", fragt sich Hafis. Ihm wird schlecht, und er fürchtet, rückwärts den Turm und den steilen Abstieg hinunterzustürzen. Seine Hände und Knie zittern. Nur langsam, Schritt für Schritt! Die Finger umklammern die groben Gesteinsquader. Wo ist das nächste Trittloch in der Mauer? Er findet es nicht. Immer wieder rutschen seine Füße ab. Verzweiflung packt ihn. Da hört er unter sich Stimmen, die seinen Namen rufen. Dann fällt er in Ohnmacht und stürzt.

Als er wieder erwacht, findet er sich auf seinem Lager in der Stadt im Hause von Mustafas Freund Soruschian. Die Diener von Soruschian waren ihm auf dessen Befehl mit Abstand zu den Türmen gefolgt und hatten ihn schließlich aufgefangen, als er ohnmächtig nach hinten von der Mauer gestürzt war. Nur eine Schramme am Knie ist von dem Abenteuer übrig geblieben und der unauslöschliche Eindruck des schrecklichen Geschehens in den Tiefen des Turmes. Nachdem er sich an einer Zuckermelone gestärkt hat, setzt er sich auf eine Bank im Innenhof des Hauses, und da erfährt er, daß er nicht der erste Besucher des Turmes war, der ohnmächtig abstürzte.


Geliebte Schirinsadeh

Zum Abendessen bietet der Gastgeber Soruschian eine besondere persische Delikatesse an: Kal-e-Patsche. Das sind gekochte Schafshaxen und Köpfe. Die hungrigen Mäuler schnalzen genießerisch mit den Zungen, nur Hafis verläßt fluchtartig den Raum.

"Das war heute schon genug Begegnung mit dem Tod! Kein Fleisch! Niemals könnte ich ein Lämmchen töten! Abscheulich finde ich das Morden", durchzucken ihn Gefühle und Gedanken. Er zieht sich in den Garten zurück, und allmählich findet sein aufgewühltes Inneres Ruhe. Er spürt die Kraft der Erde und die Stärke des Baumes, an dessen Stamm er lehnt.

Da nähert sich eine Gestalt. Es ist Schirinsadeh, Soruschians jüngste Tochter. Sie setzt sich zu Hafis und sagt: "Ich mag Kal-e-Patsche auch nicht. Der starre Blick der toten Augen erschreckt mich, der Schwabbelkram mit den Haaren stößt mich

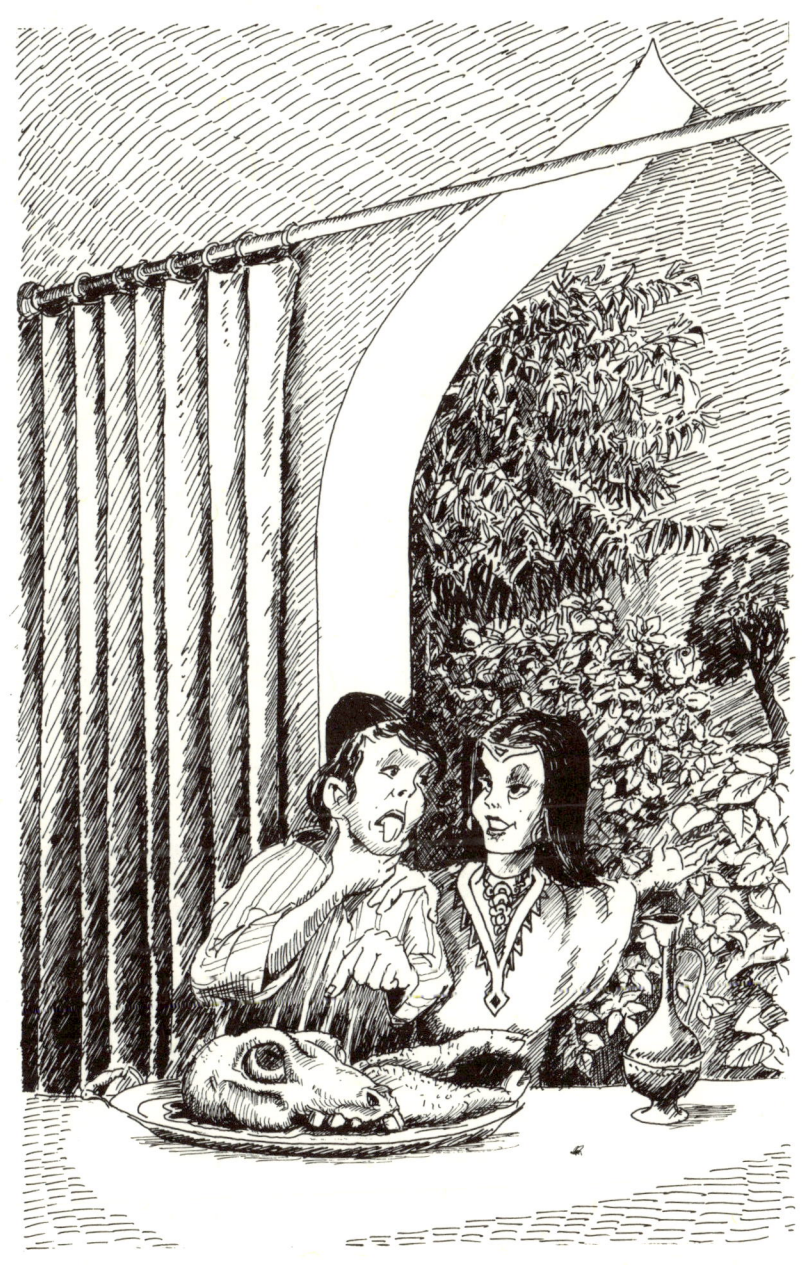

Bild 7: Hafis und Schirinsadeh und Kal-e-Patsche

17

ab, die Haxen finde ich unappetitlich. Ich kann dich gut verstehen. Mach dir keine Sorgen. Mein Vater ist ein sehr verständnisvoller Mensch. Bei uns wird niemand gezwungen, etwas Bestimmtes zu essen. Wir dürfen selbst auswählen. Und selbst wenn wir den ganzen Tag Gas-Bonbons lutschen wollen, so ist das in Ordnung. Noch keiner von uns acht Kindern hat das allerdings jemals länger als auch nur einen Tag durchgehalten. So einfach ist das!"

Schirinsadeh spricht Hafis aus der Seele. So ist er es auch von zu Hause gewohnt. Wie oft aber hat er in anderen Familien das Gegenteil erlebt. Nur weil die Eltern glaubten, die Kinder müßten das gleiche essen wie sie, gab es einen ständigen Kampf. Dabei wußten auch diese Kinder von Natur aus sehr genau, was ihnen gut tat. Wenn man sie nur frei entscheiden lassen würde!

Schirinsadeh ist eine orientalische Schönheit, wie sie in Märchen aus tausend und einer Nacht vorkommen. Langes violettschwarzes Haar umrahmt ein ovales Gesicht voller zarter, feingliedriger Ausstrahlung. Mandelförmige, große, ruhige, dunkle Augen blicken Hafis tief ins Herz. Ein süßes Gefühl steigt in ihm auf, und er verspürt eine Sehnsucht, wie er sie bisher nur in klaren Nächten im Anblick des Sternenzeltes erlebt hat. Bei Schirinsadeh aber erscheint das Gefühl viel heftiger, intensiver, konzentrierter und zugleich so unendlich zart und sanft. Die beiden fassen einander an den Händen und blicken sich im hellen Mondlicht lange in die Augen. Für einen Moment bleibt die Zeit stehen. Es ist wie ein Wiedererkennen nach langer Zeit der Trennung. Sie fühlen die Vertrautheit und das tiefe Verständnis, das zwei Menschen seit Urzeiten verbindet. "Ich muß jetzt gehen", sagt Schirinsadeh schließlich, wie aus einem Traum erwachend. Man wird gleich nach mir rufen. "Leb wohl, Hafis, wir sehen uns wieder", flüstert sie und verschwindet im Haus.


Der Tanz der Derwische

Am nächsten Tag kommt der Abschied. Eine Tagesreise weiter übernachtet die Karawane in Mahan - einem alten Derwischkloster mit berühmter Moschee. Mustafa nimmt Hafis gleich nach der Ankunft zur Seite und spricht: "Hafis, du bist ein kluger, verständnisvoller und vor allem sehr empfindsamer Mensch. Ich nehme dich deshalb heute mit ins Kloster, obwohl Jungen in deinem Alter dort normalerweise nicht zu finden sind. Ich kenne den Meister dieses Ordens, und er wird es dir erlauben. Ich bitte dich aber, verhalte dich ruhig und zurückhaltend, damit du das Geschehen nicht störst. Wenn du etwas nicht verstehst, frage mich später. Ich will dir dann alles erklären. Jetzt nur so viel: Die Mönche singen und tanzen. Sie gehen dabei völlig in Musik und Bewegung auf und wachsen sozusagen über sich selbst hinaus und können sich wie von außen sehen. Sie erlangen dadurch einen Zustand völliger innerer Ruhe und Klarheit, der sie mit Allah, mit Gott, verbindet. Viele weise Männer sind aus diesem berühmten Kloster hervorgegangen."

Hafis und Mustafa ziehen ihre besten Kleider an. Ein junger Derwisch empfängt sie freundlich am Eingang der Moschee und bringt sie in einen großen Raum, in dem sich bereits über zwanzig Derwische versammelt haben. Sie sitzen in ihren weiten Gewändern und hohen Hüten im Kreise. Hafis und Mustafa nehmen als Beobachter in einer Ecke auf einem Mauergesims Platz. Kurz darauf rufen die Männer im Chor "Ala-hu, Ala-hu, Ala-hu" und bewegen ihre Oberkörper auf und nieder und drehen ihre Köpfe im Takt der Rufe nach rechts und links. Das geht gut eine halbe Stunde so, bis plötzlich wieder Ruhe im Raume einkehrt.

Hafis spürt das Summen des Blutes in seinem Körper, er ist ungewöhnlich erregt, es fühlt sich an, als ob ein Bienenschwarm in seinem Körper herumschwirrt. Zugleich aber sieht er sich völlig ruhig dasitzen, und er merkt, daß er sich die ganze Zeit kein einziges Mal bewegt, daß er nur wie gebannt auf die Männer geblickt hat.

Und dann bringen ein Tombak, eine Santur und eine Flöte Leben in den Saal. Der Tombakspieler schlägt einen langsamen Rhythmus, die Santur gibt mit getragenen Akkorden eine Grundstimmung an, und die Flöte tanzt in hellen Tönen darüber. Die Derwische stehen auf und beginnen, sich links herum im Kreis zu drehen. Dabei bleibt der linke Fuß auf der Stelle, während der rechte die Drehbewegung antreibt. Die Arme sind

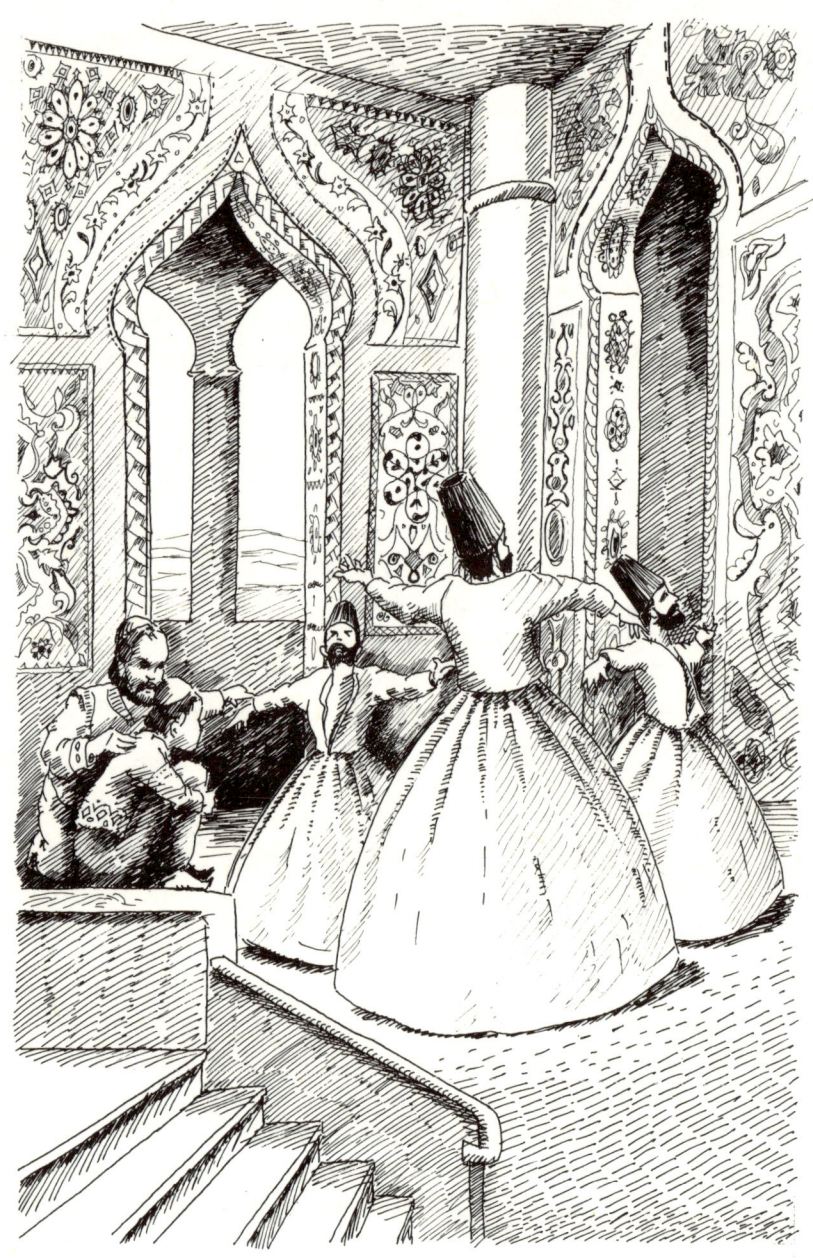

Bild 8: Tanz der Derwische in Mahan

20

leicht vom Körper weggestreckt, die rechte Hand zeigt nach oben, die linke nach unten. Die Musik wird allmählich schneller und so auch der Tanz der Mönche. Hafis fällt auf, daß niemand je dem anderen ins Gehege kommt, den anderen behindert, daß keiner aus dem Gleichgewicht gerät und daß es niemandem schwindlig wird.

Er spürt den Wunsch mitzutanzen. Als Mustafa ihn dazu ermuntert, beginnt auch er, sich zu drehen, zunächst zaghaft, dann immer schneller und schneller. Die Augen läßt er offen, wie er es von den Derwischen gesehen hat. Schnell kommt er ein wenig außer Atem und denkt daran, wie lang das wohl noch so weitergeht. Und schon gerät er aus dem Takt und droht hinzufallen. Gerade kann er sich noch retten und findet wieder den Rhythmus.

"Du mußt beim Drehen mit deinen Gedanken voll dabei sein", sagt Mustafa später auf dem Heimweg zu ihm, "sonst gerätst du unweigerlich aus dem Gleichgewicht. Das ist das Geheimnis, das üben die Derwische hier: bei allem, was man tut, völlig dabeizusein, sich von Gedanken nicht ablenken zu lassen. Nur im bewußt erlebten Augenblick liegen Glück und Weisheit."

Hafis hat schon ein wenig davon begriffen. Er hat gemerkt, daß er aus dem Gleichgewicht kam, weil er sich von seinen Gedanken ablenken ließ. Er weiß aber noch nicht, daß die Weisheiten seiner späteren Gedichte Augenblicken der vollständigen Konzentration, des Aufgehens im Augenblick, der Meditation entspringen werden.


Die Gefahren der Wüste Lut

Nach fünf Tagesreisen gelangt die Karawane nach Bam, der Stadt am Rande der gefürchteten Wüste Lut. Hinter einer sehr hohen Lehmmauer tut sich ein unübersichtliches Gewirr von Gassen und verschachtelten Häusern auf, gekrönt von einer ebenfalls aus Lehm errichteten hohen Burg. Im Süden und Osten der Stadt erstrecken sich neben Weizen- und Gemüsefeldern Dattelpalmenhaine, denn die Karawane hat nun erstmals auf dieser Reise ein Gebiet erreicht, in dem es keinen

Frost gibt.

"Den können die Dattelpalmen nicht ausstehen. Sie haben es am liebsten, wenn ihre Köpfe sich im glühendheißen Wüstenwind wiegen und die Füße gleichzeitig im Wasser stehen", sagt Ali, der Diener von Mustafa. Und Wasser gibt es hier reichlich. Es fließt in unterirdischen Grundwassersammelkanälen, den Qanaten, aus dem Süden vom Gebirge Kuh-e-Dschamal Baris heran, das so hoch ist, daß es im Winter und Frühjahr viele Monate mit Schnee bedeckt ist.

"Je mehr es schneit, um so mehr Wasser gibt es schließlich in Bam", denkt sich Hafis. Hier können sie ihre Trinkwasservorräte für die lange Reise durch den Südteil der Lut bis Zahedan auffüllen. Auf dieser Strecke sind die Brunnen rar, und das Wasser ist schlecht. Und auch einen größeren Vorrat an Datteln und Orangen packen sie ein.

"Man kann auf Wüstenreisen ganz allein von Datteln und Wasser leben", sagt Mustafa, "und man wird davon nicht krank."
"Das wäre mir zu süß und langweilig obendrein", entgegnet Hafis, "ich liebe zwischendurch etwas Herzhaftes - das kann mir süßes Obst allein nicht bieten." Er achtet deshalb darauf, daß auch Karotten, Pastinaken und rote Beete auf dem Vorratskamel verstaut werden.

Abends, als sie am Lagerfeuer im Innenhof der städtischen Karawanserei von Bam sitzen, lauscht Hafis den Geschichten, welche die Weitgereisten in der Runde zum besten geben. Jeder versucht den anderen zu übertreffen. Einer von Mustafas kriegerischen Begleitern berichtet davon, daß es im Innersten und Tiefsten der Lut, nur drei Tagesreisen von Bam entfernt, im Hochsommer so heiß sei, daß jeder Mensch schon nach wenigen Stunden ohne Wasser und Schatten jämmerlich vertrocknen würde.

"Und Wasser und Schatten gibt es dort nicht", erklärt er nach einer kurzen Pause. "Solche eingetrockneten Mumien halten sich bei der unsäglichen Hitze dann so lange, bis es wieder regnet. Und das geschieht nur alle Jubeljahre. Die Geister der Mumien kommen manchmal sogar bis nach Bam und erschrecken des Nachts in der Karawanserei friedlich schlafende

Reisende."

Ein zweiter berichtet von einem riesigen Dünenmeer, das sich viele Tagesreisen lang und breit wie ein undurchdringlicher Irrgarten am Ostrand der Lut erstrecke. Wer sich dahinein wage, würde nie mehr wiederkehren. Jede Düne erschiene wie die andere, und in den tiefen Tälern zwischen den Dünen würde jede Spur durch den Wind-Teufel rasch wieder beseitigt, so daß man sich unweigerlich verirren müsse. Nur der Ausblick von einer der wenigen besonders hohen Sterndünen könnte dann noch retten. Aber wer findet ohne Ortskenntnisse diese Riesendünen schon?

Ein dritter berichtet von einem ebenso großen Gebiet, das früher einmal einen See beheimatet haben soll. "Dieser See gehörte einem ebenso strengen wie grausamen Herrscher, der sich einbildete, er wäre der Sonne und dem Wind überlegen. Und weil er seine Untertanen allzusehr ausbeutete und sein Weib und seine Kinder im Zorn schlug, schworen Sonne und Wind Vergeltung. An einem Tage, als die Untertanen zum Sammeln von Holz und Früchten im Gebirge weilten, konzentrierte sich die Sonne ganz auf den See und den Palast des Königs. Es dauerte nicht lange, und das Wasser war in der unsäglichen Hitze verschwunden und der König vertrocknet. Da erhob sich ein furchtbarer Sturm und fegte über den alten Seeboden hin. Der Wind grub lange, tiefe Gassen in den Boden ein und ließ dazwischen langgestreckte Rücken stehen. Ich war vor Jahren in Schahdad", fügt der Mann hinzu, "von dort aus kann man die Gassen und Hügel sehen. Niemand traut sich dort hinein. Zu leicht könnte der Sturm wieder ausbrechen, und dann gibt es kein Entrinnen."

"Welch ein Glück, daß wir nur am Südrand der Wüste entlang ziehen werden", sagt Hafis.

"Gemach, gemach", antwortet Mustafa. "Ganz ungefährlich ist auch das nicht. Es ist dort zwar nicht so heiß, und der Weg führt durch flaches Gelände, aber schon ein Sand- und Staubsturm kann uns gefährlich werden. Immer wieder gibt es auch Räuberbanden, die friedliche Karawanen überfallen und mit ihren Schätzen dann nach Süden ins Gebirge verschwinden."

23

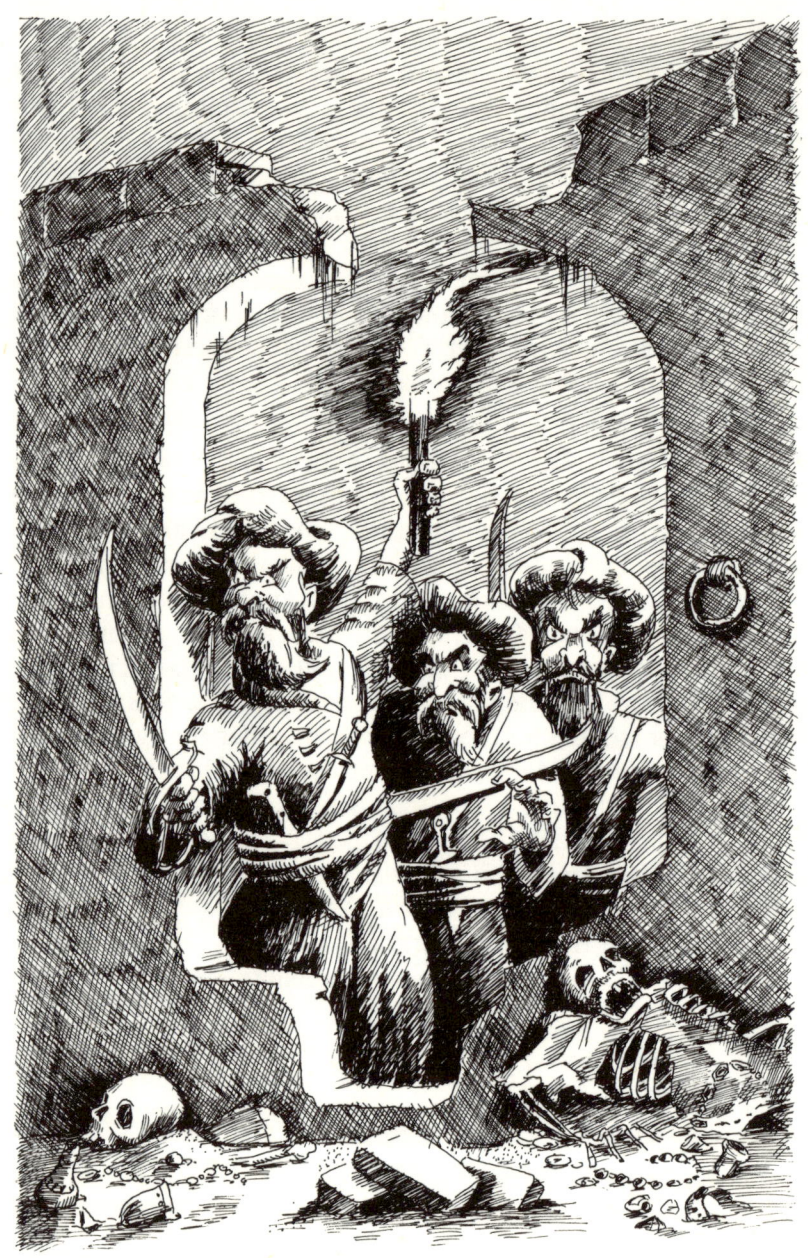

Bild 9: Drei Räuber in der verwunschenen Stadt

24

Und dann weiß er von einer verwunschenen Stadt zu berichten, die im Innersten der Lut zwischen den Dünen und den Windgassen liegen soll. Dort finden sich die Reichtümer von den verirrten und verdursteten Karawanen vieler Jahrtausende. Der Eingang liegt nur drei Tagesreisen nördlich des Dorfes Fahradsch, das sie in zwei Tagen erreichen werden. Viele besonders wagemutige Räuber- und Schmugglerbanden sollen schon versucht haben, diese Stadt zu plündern, alle aber von dem Versuch nicht zurückgekehrt sein. Im Traum wandert Hafis durch diese Stadt und ergötzt sich an den herrlichen Schätzen, die hier in der Sonnenglut auf die Erlösung warten und erschrickt vor einem Trupp finster dreinblickender Räuber.

Die Reise der nächsten Tage führt sie durch bizarre Wüstenlandschaften. Besonders eindrucksvoll findet Hafis die sogenannten Lutstädte, die aussehen wie verfallene alte Siedlungen, wie von Wind und Regen zerzauste Lehmhäuser. Dann reiten sie durch ein tief eingeschnittenes Tal, das bis zum Gebirge Kuh-e-Dschamal-Baris reicht. Darin wächst mannshohes Schilf, durch das sich ein dünnes Rinnsal quält. Und endlich die Dünen! Was macht das für einen Spaß, auf der flachen Seite hinaufzuklettern, um auf der steilen Seite auf dem Hosenboden hinunterzurutschen. Hafis kann nicht genug davon bekommen. Als er am Abend beim Essen sitzt und sich den Mund mit seinem Taschentuch abwischen will, zieht er mit dem Taschentuch eine ganze Handvoll Sand aus der Hosentasche! "Wir haben hier genug davon", scherzt Mustafa, "du hättest keinen Sand ins Lager mitbringen müssen."


Entdeckungen im Sandsturm

Als sie am nächsten Morgen aufwachen, ist es windig, und die Sonne kommt nicht zum Vorschein. Alles ist graubraun verhangen und die Luft stickig. "Wir brechen vorerst nicht auf", entscheidet Mustafa. Stattdessen packen sie alles ein und versammeln sich eng aneinandergerückt an einem Platz. Und schon bricht das Unwetter los: Sand- und Staubsturm zugleich. Der Sand treibt bis in die Höhe der Kamelrücken, der Staub reicht viele hundert Meter hoch und verdunkelt die Sonne. Hafis schützt Nase und Mund mit einem Tuch und vermag nur noch mühsam zu atmen. Er preßt sich hinter einem auf dem Boden liegenden Kamel in den Windschatten, damit er wenigstens die prasselnden Sandkörner nicht abbekommt.

Nach dem ersten Schrecken öffnet er die Augen und versucht das Treiben ein wenig zu beobachten. Er kann die Sandkörner durch die Luft fliegen sehen, unten die größeren und nach oben hin immer feinere, bis schließlich weiter oben undurchdringlicher, alles erstickender Staub die Sicht verdeckt. Wenn er seine Hand hochhält aus dem Schutz des Kamelrückens hinaus, so fühlt er, wie die Körner in seine Hand stechen. Eine qualvolle Stunde lang tobt der Sturm, bis er sich schließlich legt, und eine weitere Stunde später ist die Sonne wieder zu sehen. Der eng gedrängte Haufen Mensch, Tier und Gepäck ist von Sand bedeckt. Überall hin dringen Sand und Staub. Nichts ist vor ihm sicher. Auch die Vorräte an Eßbarem sind nicht ganz verschont geblieben.

Die Karawane erhebt sich und macht sich fertig zum Weitermarsch. Da entdeckt Hafis eine Flasche aus Glas, die, ein wenig in den Boden eingegraben, den Sturm überstanden hat. Als er sie näher betrachtet, entdeckt er, daß die dem Wind zugewandte Seite von den Sandkörnern matt und undurchsichtig geschliffen wurde, während die dem Wind abgewandte Seite noch völlig glatt ist. Und als er sich noch ein wenig umsieht, findet er auf dem Boden Steine, die Sand und Wind abgeschliffen haben. "Bad-e-Kasif", das heißt Schmutzwind, "nennt man diesen Wind, der so viel Sand und Staub bringt", sagt Mustafa. "Wir haben Glück gehabt. Der Sturm hätte auch den ganzen Tag dauern können!"

Überfall in Belutschistan

Über Fahradsch, Schureh-Gas und Kahurak führt sie der Weg durch die südliche Lut sechs lange und heiße Tagesreisen über meist flaches, ödes Gelände. Die Brunnen bei Schureh-Gas sind stark versandet, das Wasser schmeckt, wie der Name sagt, salzig. Nur die Kamele saufen ein wenig davon. Alle hoffen, in Kahurak etwas Besseres zu trinken zu erhalten, ein Wunsch, der sich auch erfüllt. Von Kahurak geht es dann bergauf nach Nosratabad und weiter über einen Paß nach Zahedan und Mirdschaveh - acht weitere Tagesreisen.

Von dort sind es durch das Gebiet der Belutsch-Nomaden bis Quetta nochmal drei lange Wochen durch ausgedörrtes Wüstengelände, über steinige Flächen, durch ausgetrocknete Flußbetten, entlang von Dünenfeldern - und stets müssen sie auf der Hut sein, denn mit den Belutschen ist nicht zu spaßen. Sie lieben es nicht, wenn man durch ihr Gebiet zieht. Es sind stolze, prächtige, kriegerische Gestalten auf ihren Reitkamelen. Auf dem Kopf tragen sie einen bunten Turban, bewaffnet sind sie mit Krummdolch und Krummsäbel.

Kurz vor Nok Kundi werden sie plötzlich von wilden, drohenden Gestalten aufgehalten und dürfen erst weiterziehen, als Mustafa schweren Herzens einen blau-beige gemusterten Nain-Teppich und mehrere Meter Goldbrokat als Wegezoll zurückläßt. Hafis sieht die Belutschen mit gemischten Gefühlen. Einerseits liebt er ihre klare, feurige und selbstbewußte Ausstrahlung, zum anderen fürchtet er ihre Rauhbeinigkeit und ihr Draufgängertum. Er ist unsicher, wie weit er im Zweifelsfall den herausfordernden, klaren Blicken trauen könnte. Und doch berühren sie ihn sehr. Sie erinnern ihn an die Kaschgai-Nomaden, die er aus der Umgebung von Schiras kennt. "Wie anders sind sie doch als die persische Dorf- und Stadtbevölkerung", denkt er, "nicht so unterwürfig und voll von falscher Höflichkeit."

In der großen Karawanserei von Quetta ruhen die Männer bei gutem Wasser und frischer Verpflegung ein paar Tage von den Strapazen der weiten Wüstenreise aus. Dann geht es über den steilen, anstrengenden Bolanpaß hinunter in die Tiefebene von Sind, die Hafis schon von den Märchen aus tausend und einer Nacht kennt. Sindbad der Seefahrer wurde dort geboren. Den Indus erreichen sie bei der großen Stadt Sukkur, wo auch eine vielbogige Brücke über den Fluß führt. Hier liegt das erste Ziel ihrer Reise. Sie beziehen in einer geräumigen Karawanserei Quartier. Während der nächsten Tage bemüht sich Mustafa, einen Teil seiner Waren zu verkaufen. Hafis bleibt genug Zeit, sich in der Stadt und in der Umgebung umzusehen.

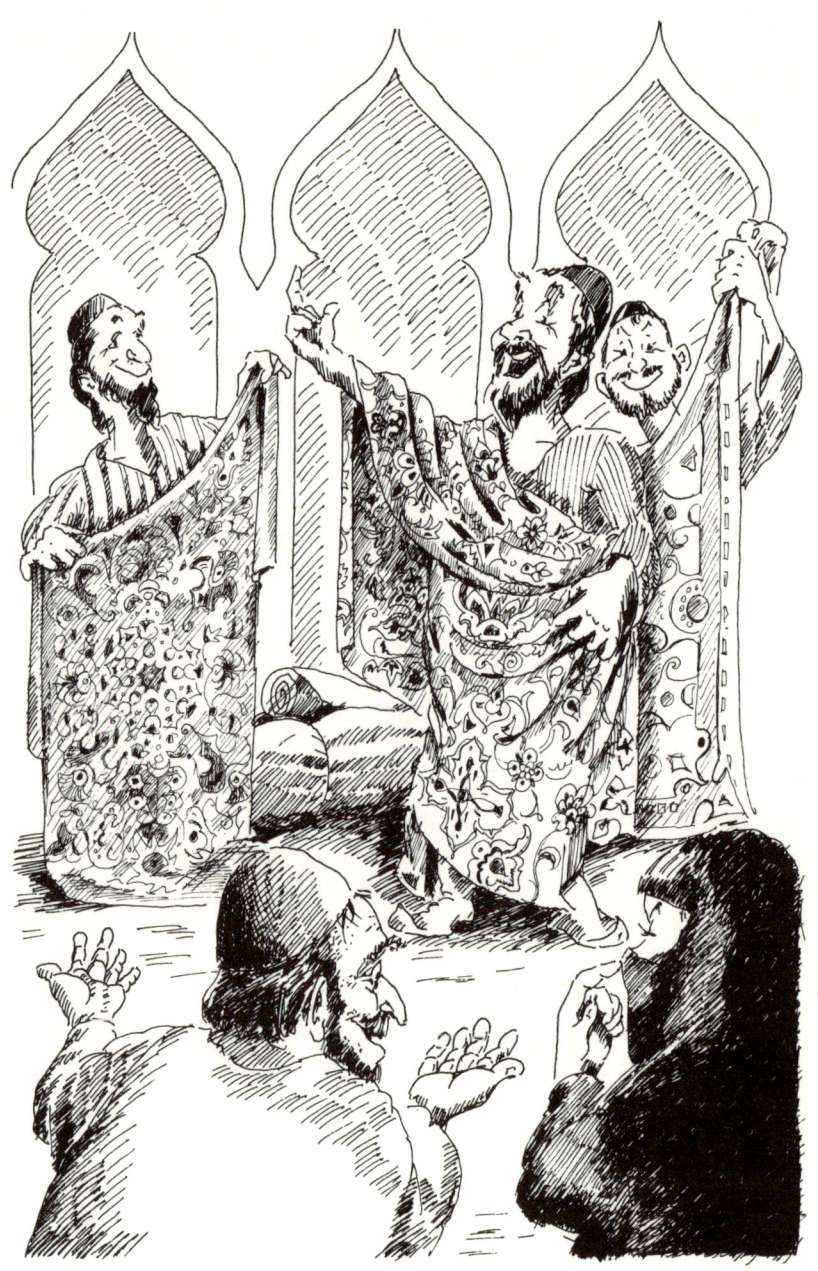

Bild 11: Mustafa verkauft seine Waren

Endlich kann er wieder frische Früchte essen, besonders begeistert ist er von den Mangos, die hier überall an großen Bäumen hängen. Und dann entdeckt er zum erstenmal in seinem Leben, wie Reis angebaut wird. Ali, der Diener Mustafas, der ihn auf seinen Entdeckungszügen begleitet, erklärt ihm, wie's gemacht wird.

"Man braucht dazu sehr viel Wasser, deshalb können wir uns im persischen Hochland den Reisanbau nicht leisten", sagt er, "der Reis ist eine Sumpfpflanze und wächst am besten, wenn die Felder bis kurz vor der Reife immer unter Wasser stehen."

In den vielen kleinen Restaurants in der Stadt probiert Hafis Reis oder Hirse mit Gemüse-Curry oder Feuerlinsen. Ab und zu mag er das, er muß aber den Koch bitten, daß er es milder gewürzt erhält, als die Leute das hier mögen. Er findet es gar nicht schön, wenn es im Mund nur brennt und er nichts mehr schmecken kann.


In Harem und Hamam

Nach einer Woche geht es weiter, den Indus aufwärts in den Pandschab, das Fünfstromland. Die alte Herrscherstadt Lahore mit ihren prächtigen Moscheen ist ihr Ziel, dort hat Mustafa reiche Stammkunden, die sich auf sein Kommen schon freuen. Es ist jedesmal ein Fest, wenn Mustafa in den Häusern der Reichen seine Schätze ausbreitet. Die Träger helfen ihm dabei, indem sie die Waren ins Haus bringen und aufpassen, daß nichts verschwindet. Mustafa selbst aber breitet seine Quoms und Nains und den Brokat vor den staunenden Augen der reichen Herren und der tief verschleierten Haremsdamen aus. Er zelebriert die Waren gleichsam und betört die Zuschauer mit einem Riesenschwall von blumigen Worten.

Die Gastgeber lagern auf weichen Polstern und genießen derweil köstliche Früchte. Die Käufer zahlen bar in Goldmünzen, womit Mustafa später Edelsteine kauft, mit denen er auf dem Bazar von Schiras bei den Juwellieren ein gutes Geschäft machen kann.

Hafis ist häufig dabei und genießt die Stimmung, die

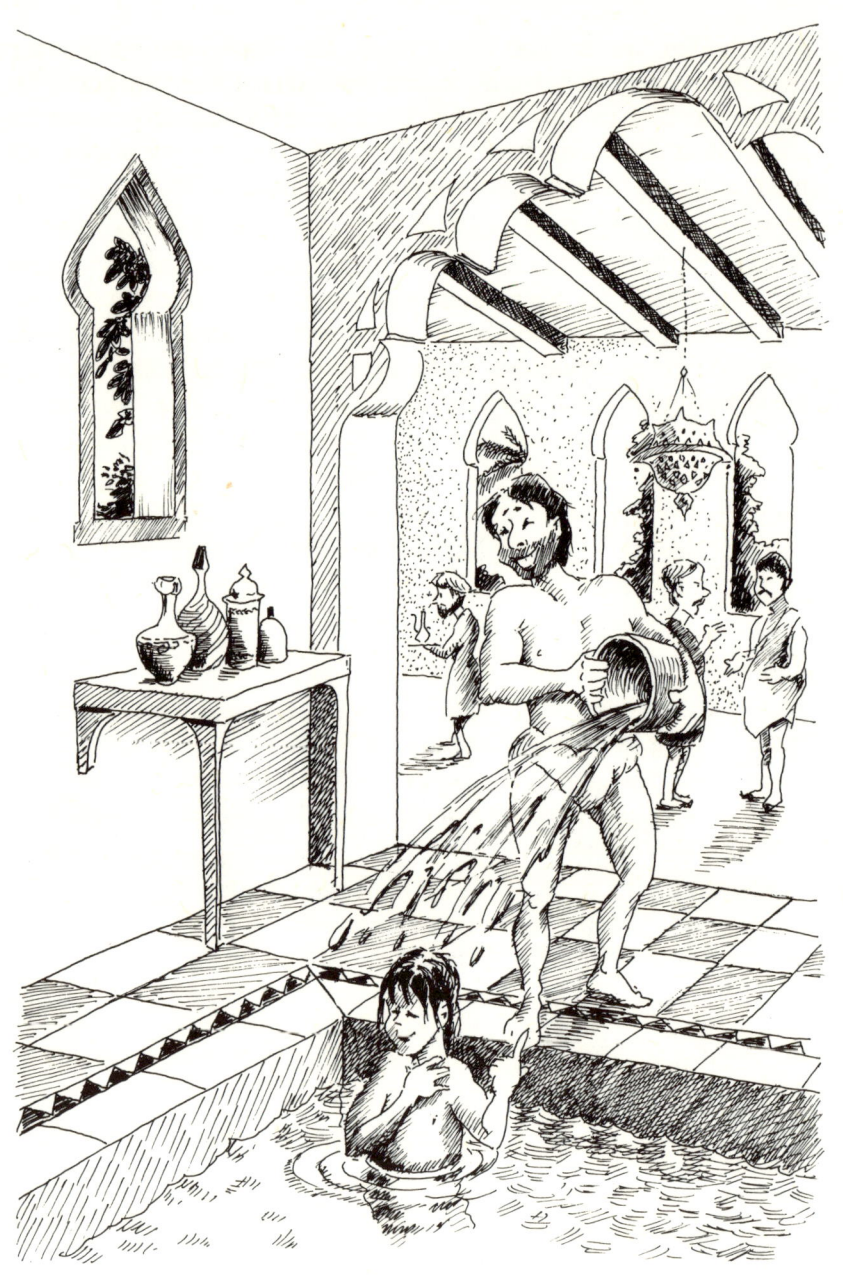

Bild 12: Im Hamam von Lahore

kunstvollen Waren und den Luxus, der ihn in diesen Häusern umgibt. So sehr er die Natur und das Leben in den Oasengärten und in der Wüste liebt, so nahe stehen ihm trotzdem all die Annehmlichkeiten eines reichen Hauses - vor allem jetzt, nach einer so langen, anstrengenden, staubigen Reise.

Ganz besonders wohl fühlt er sich, wenn er im Hamam im Wasser planschen kann. "Diese Badehäuser sind hier viel grösser und luxuriöser als in Schiras", denkt er. Er genießt das warme Wasser, die Massagen und den frischen Obstsaft, den man ihm bringt. Stundenlang kann er sich dort aufhalten und nur nach wenigen Tagen wird aus einem staubigen Wüstenfuchs ein kleiner Prinz. Mustafa kann ihn kaum wiedererkennen, denn Hafis hat sich mit Alis Hilfe von dem Geld, das ihm sein Vater mit auf die Reise gegeben hat, indisch eingekleidet. Schade, daß ihn seine Eltern hier nicht sehen können. Sie würden mächtig staunen!

## Wunderbares Kaschmir

Zum Schluß der Reise zieht Mustafa mit einigen wenigen Leuten und dem Rest der Waren nach Srinagar, der Hauptstadt von Kaschmir. Hier wohnen sie in einem Hausboot auf dem Naginsee, mit Blick auf die schneebedeckten Berge des Himalaya. Hafis kommt sich wie im Paradies vor: hier gibt es wirklich alles, was sein Herz begehrt. Mitten im See schwimmen kleine Inseln, auf denen alle Gemüsearten und viele herrliche Blumen wachsen, von denen er nur träumen kann - und sie brauchen nicht bewässert zu werden, ihre Wurzeln hängen ja ins Wasser, das durch die vielen kleinen Bäche aus dem Himalaya-Gebirge immer neue Nährstoffe erhält. Die fleißigen Kaschmir-Frauen ernten vom Boot aus! Und in den Gärten rund um den See gibt es Obst in Hülle und Fülle.

Auf den saftigen Weiden an den Berghängen grasen Schafe und Ziegen, und Mustafa schenkt Hafis einen neuen Pullover aus Kaschmirwolle, als er seinen letzten Teppich verkauft hat. "Einen so kuscheligen Pullover habe ich noch nie besessen", jubelt er. "Kein Wunder", erklärt Mustafa, "die Wolle deiner bisherigen Pullover stammte ja auch von den Schafen aus den rauhen

Wüstenbergen Persiens. Hier, wo es so paradiesisch mild ist, lassen sich die Schafe und Ziegen auch sanfte Kuschelwolle wachsen. Hier gibt es keine rauhen Winde und keinen Staub, der sie daran hindern würde."

Viel zu schnell gehen die herrlichen Tage am Naginsee vorbei, und nun wird es Zeit für die lange Rückreise. Die jetzt kleine Reiseschar zieht über den berühmten Khaiberpaß nach Kabul, der Hauptstadt Afghanistans, wo Mustafa weitere Steine, vor allem dunkelblaue Lapis Lazuli und wasserblaue Türkise einkauft. Sie reiten weiter nach Kandahar, einer altehrwürdigen Handelsstadt an der Karawanenroute. Dann folgen sie dem in dieser Jahreszeit weitgehend ausgetrockneten Hilmendflußbett nach Zabol, das an einem großen See liegt, der vom Hilmend im Winter und Frühjahr gespeist wird.

"Hier gibt es mitten in der Wüste Boote so groß wie auf dem Indus", staunt Hafis. Von Zabol ist es dann nicht mehr weit nach Nosratabad, wo sie auf die schon bekannte Route durch die Wüste Lut stoßen. Von hier an verläuft alles glatt, und drei Wochen später durchschreiten sie wieder das prächtige Stadttor von Schiras, wo Vater und Mutter ihren weitgereisten Sohn in die Arme schließen.

# Die wunderbaren Erlebnisse des kleinen Felix im Kristallpalast

"Felix Klarsinn", ruft eine strenge Stimme. Felix zuckt zusammen. Er ahnt Schlimmes. Ist er sitzengeblieben? Muß er die Klasse wiederholen? Wie werden sie ihn hänseln!

"Der Klarsinn hat keinen klaren Sinn", werden sie sagen und lachen. Dabei langweilt ihn die Schule oft. Und wenn er keinen Spaß dran hat, dann kann er auch nichts leisten. So ist das. Sollen die Lehrer ihm nur Noten geben, wie sie wollen. Ihm ist das egal. Er wird sich nichts anmerken lassen. Er geht nach vorne und nimmt das Zeugnis entgegen.

"Du hast das Klassenziel nicht erreicht. Wir sehen uns im nächsten Schuljahr wieder", sagt der Lehrer streng. Felix nickt, rollt das Zeugnis zusammen und verläßt schleunigst das Klassenzimmer.

"Gottseidank haben die Mitschüler nichts bemerkt. Zu sehr waren sie mit sich selbst und ihren Zeugnissen beschäftigt", denkt er.

## Die Hexe Anima

Daß er eigentlich noch hätte warten müssen, bis der Lehrer sie verabschiedet und in die großen Sommerferien schickt, kümmert ihn jetzt nicht. Er stürmt die Treppen hinunter und stürzt aus dem Schulhaus. Fast hätte er ein kleines Mädchen umgerannt, das da mit seinem Zeugnis in der Hand weinte. Er will raus aus der Stadt. Jetzt nur niemanden Bekanntes treffen. Bei dem Gedanken fühlt er, wie es heiß in ihm aufsteigt. Ein Gefühl aus Schuld, Wut und Angst macht sich breit. Es macht ihm doch etwas aus!

"Dieses Scheiß-Zeugnis, diese doofe Schule, diese blöden Lehrer", schimpft er. "Alles das kann mir gestohlen bleiben.

Wenn die wüßten, was ich alles schon erlebt habe! Die können mich ja gar nicht richtig einschätzen!"

Er rennt die Rolltreppe zur S-Bahn hinab und stürmt in den eben haltenden Zug. Zum Glück ist dieser nur spärlich besetzt. Er verzieht sich in die hinterste Ecke, wo er für sich ist.

"Hoffentlich erkennt mich niemand! Hoffentlich sieht mir keiner was an!" Seine Zuversicht ist dahin. Langsam, langsam, von Station zu Station steigt Verzweiflung in ihm hoch. Was soll er den Eltern sagen? Die werden ihn bestrafen: kein Taschengeld, kein Ferienjob, kein Pfadfinderzeltlager, stattdessen Stubenarrest und Nachhilfeunterricht! Und das Schlimmste: Der Blick der Mutter! "Das kann und will ich nicht", hört er sich plötzlich halblaut sagen.

Der Zug hält. "Endstation, alles aussteigen", ruft der Schaffner. Felix verläßt den Wagen und stiefelt dem Walde zu, der sich zu seiner Rechten ausbreitet. Und bald schreitet er auf Moos unter alten Eichen und Buchen dahin. Wie gut das tut. Im Wald fühlt er sich immer so wohl. Auf einmal sieht er eine riesenhafte, offensichtlich sehr alte Eiche. Wohl an die fünf Erwachsene hätten sie kaum umfassen können.

Er setzt sich am Fuß des Baumes hin, lehnt sich an den Stamm und schließt die Augen. Langsam wird es ruhig in ihm. Hier fühlt er sich geborgen. Aus seinen innersten Tiefen steigt eine Ahnung auf, die mehr und mehr zu einem sicheren Gefühl wird, daß alles gut enden wird.

"Man kommt in schwierige Situationen, weil man dabei etwas lernen kann", hat er kürzlich gelesen. Das will er. Und er ahnt, daß das, was man dabei lernen würde, weit wichtiger ist als das, was ihm die Lehrer beibringen müssen. Während er noch so in Gedanken versunken dasitzt, hört er auf einmal eine alte, brüchige Frauenstimme, die seinen Namen ruft. Er blickt um sich, kann jedoch niemanden entdecken. Da ertönt die Stimme wieder und wieder. Er läuft um den Baum herum und blickt schließlich in die Höhe. Dort steht doch tatsächlich und wahrhaftig eine Hexe, wie er sie aus seinen Märchenbüchern kennt. "Und ich dachte, so etwas gibt es gar nicht", stößt er verblüfft hervor.

34

"Komm herauf zu mir", lockt die Hexe, "ich will dir etwas zeigen, was du noch nie gesehen hast." Felix kann der Stimme nicht widerstehen, Neugier und Abenteuerlust treiben ihn an. Er klettert auf den Baum und steht bald neben der Hexe auf einem großen Ast.

"Weil du in deiner großen Not zu mir in den Wald gekommen bist, will ich dich belohnen", spricht die Hexe mit feierlicher Stimme. "Du sollst sehen und erleben, was nur die wenigsten Menschen wissen. Aber hüte dich, du darfst nichts von dem, was du siehst, mitnehmen. Nur kosten darfst du.... Bist du bereit?"

Felix überlegt nicht lange - schlechter als jetzt kann seine Lage kaum noch werden. "Ja", sagt er, und mit einem Male sieht er, daß der alte Eichenstamm hohl ist und ein dickes Seil bereit hängt. "Ich lasse dich hinunter, dort mußt du allein zusehen." Felix packt das Seil fest mit beiden Händen, und die Hexe läßt ihn behutsam in den hohlen Baum hinunter. "Horribilikribrifax", ruft sie ihm noch nach. Dann ist er mit der Dunkelheit allein. Nur ein fahler Schimmer erreicht den Boden der runden Kammer.

Als er sich an die Dunkelheit gewöhnt hat, sieht er vor sich eine kleine Tür. Auf einem verwitterten, schiefen Holzschild entziffert er nur mit Mühe den verblichenen Satz: "Wer hier eintritt, kann nimmermehr zurück." Er dreht sich um und faßt nach dem Seil - ins Leere. Das Seil ist verschwunden! Jetzt wird ihm flau im Magen.

"Wenn das eine Belohnung sein soll - der Satz ist jetzt schon wahr", denkt er schließlich. "Da hilft nur eins: weiter, weiter." Die Türklinke macht "Quäka" und die Tür "Grrruäärck" und schon hat er die Schwelle überschritten. Ehe er sich versieht, schließt sich die Pforte hinter ihm.


Die zwei Bulldoggen

Fauliger Verwesungs-Geruch schlägt ihm entgegen. Er steht in einer rot gekachelten Halle. Von ferne hört er Schüsse und das jämmerliche Schreien von Tieren in Todesangst. "Das muß eine

35

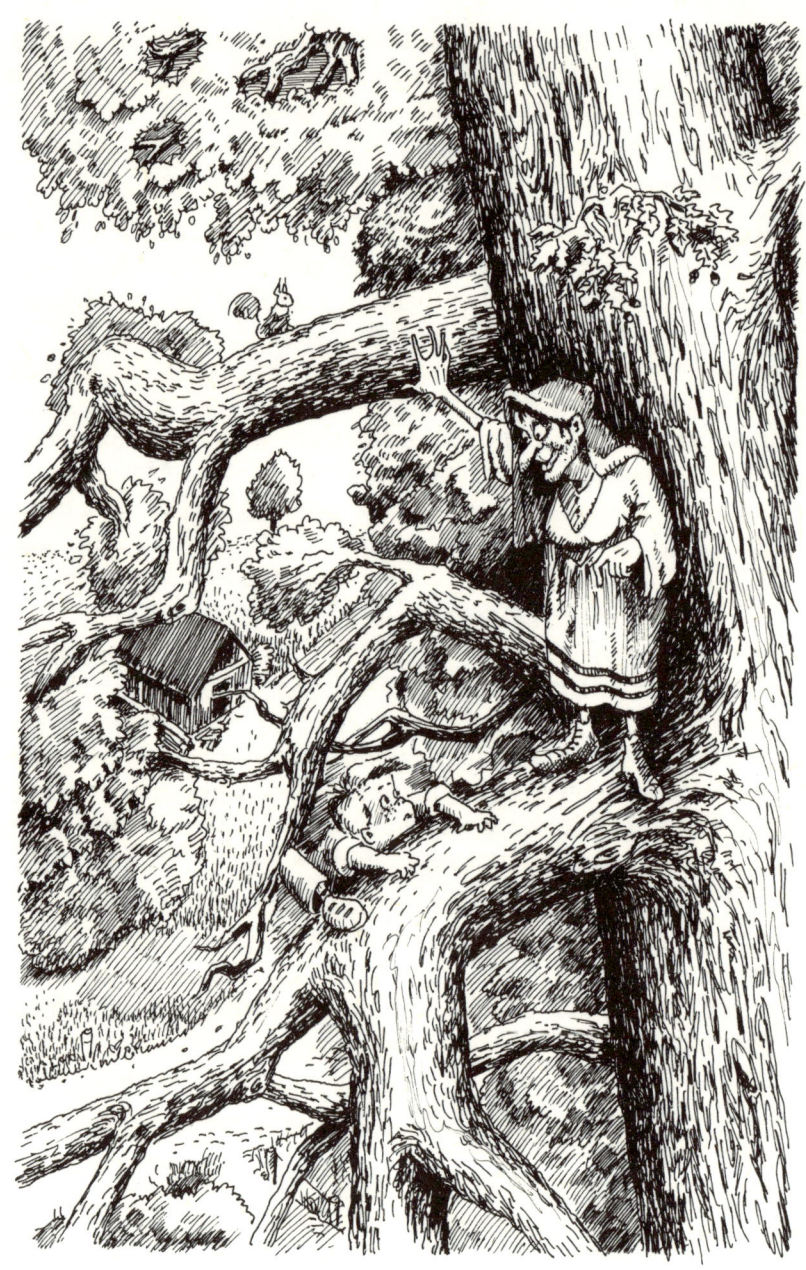

Bild 13: Die Hexe Anima auf der Eiche

Art Schlachthaus sein!" durchzuckt es ihn. Metzger in weißen, blutverschmierten Arbeitsmänteln eilen geschäftig an ihm vorbei. Einer bietet ihm einen Mantel an.

"Ich wollte hier eigentlich nicht mitarbeiten", entgegnet Felix. "Ach zieh schon an", sagt der Mann und ist verschwunden.

Felix schaut sich um. Da hängen an riesigen Haken ganze tote Rinder. Metzger mit Beilen, Riesenmessern und Motorsägen sind dabei, die Kadaver zu enthäuten, auszunehmen und in zwei Hälften zu zersägen. An einem Tisch steht ein bulliger Typ mit ausdruckslosem Gesicht. Er spaltet mit einer Axt Rinderschädel. Dann nimmt er die Hirne heraus und wirft sie in eine Schüssel. In großen Wannen schlängeln sich Gedärme, zum Teil noch warm und dampfend. Es stinkt!

An großen, langen Tischen stehen dicke Männer und Frauen mit aufgedunsenen, hochroten Gesichtern, rot geäderten Bakken und blutigen Schürzen und schneiden Lungen, Lebern, Nieren, Herzen, Milzen und Zungen zurecht. Auf einem Tisch in der Ecke türmen sich Hammel- und Ziegenköpfe nebst zugehörigen Beinen und Hufen. Die erloschenen Augen der toten Tiere starren ihn an. Es graust ihn. Er muß zwischen den toten Tierhälften durch, die da hängen und ihm den Weg versperren! Nur Mut! Augen zu und los! Sein Mantel ist jetzt fast so blutverschmiert wie der Boden, auf dem das Blut in Rinnen abfließt.

"Willst du mich nicht kosten", fragt eine Kalbszunge. Felix kann nicht einmal antworten. Er will nur schnell raus hier. "Es muß Besseres geben. Das hier kann keine Belohnung sein", denkt er. "Warum so viele Menschen Fleisch essen?" Er kann es nicht verstehen.

Schließlich entdeckt er an der Wand eine neue Tür. Links und rechts der Tür sind zwei große, furchterregende Bulldoggen angekettet, die ihre Zähne fletschen. An ein Durchkommen ist nicht zu denken. "Aber ich will hier raus!" ruft Felix verzweifelt.

Vorsichtig nähert er sich den beiden Ungeheuern. Beruhigend spricht er auf sie ein, macht aber keinen Eindruck auf die

Biester. Die merken sofort, daß er Angst hat. Was soll er nur tun? Da fällt ihm ein, daß Hunde Fleisch fressen. Er stürzt sich auf den Tisch mit den Innereien und packt mit größter Überwindung zwei Rinderherzen und wirft sie den Kötern vor. Die sind damit erst einmal beschäftigt, und er drängt zur Tür. Vergebens! Da entdeckt er ein Schild, das sagt: "Laß das Blut und den Tod zurück!" Felix entledigt sich sofort des Mantels, und schon öffnet sich die Tür, und er verläßt den grausigen Ort der Angst und des Todes.


## Meister Schimmelin

Felix taucht in ein mildes, hellblaues Licht und eine friedliche Stimmung ein. Was das wohl in den großen Bottichen ist? Felix tritt näher, taucht den Zeigefinger in die weiße Flüssigkeit und kostet. "Milch", ruft er. "Ganz recht", antwortet eine rundliche, gutmütig dreinblickende, mütterliche Frau, "wir machen hier Butter, Sahne, Yoghurt, Quark und Käse daraus."

"Ich darf keine Milch mehr trinken, keinen Käse essen", sagt Felix, "ich kriege immer einen Ausschlag, einen Schorf im Gesicht davon. Wo kommt denn all die Milch her?", fragt er.

"Na, von Kühen natürlich", sagt die Frau.

"Was trinken denn dann die kleinen Kälbchen?" fragt Felix weiter.

"Die werden ihren Müttern weggenommen und so früh wie möglich mit einer modernen, künstlichen Schnellmastkost gefüttert", lautet die ehrliche Antwort. Felix stellt sich die armen Kälbchen vor, die gerne am Euter ihrer Kuhmütter trinken würden, aber nicht dürfen.

Er schreitet an langen Tischen vorbei, wo junge Männer Quark auspressen, Käsekugeln formen, Weichkäse in Säcke und Häute füllen und Räder von Käse mit Schwämmen und Salzwasser abwaschen. In einem leicht gekühlten Nebenraum lagern in breiten, freistehenden Regalen auf Stroh kleine Käseecken, -pyramiden, -rollen und -rädchen. Sie sehen ganz verschimmelt aus.

"Es ist schon komisch", sagt er, "verschimmeltes Brot muß man wegwerfen, und Käse, der ganz mit Schimmel überzogen oder gar durchsetzt ist, darf man essen." Der Käsemeister hört auf den Namen Schimmelin und versucht, die Angelegenheit zu klären. Er sagt: "Es gibt da einen Unterschied. Sowohl der weiße wie der blaue Schimmel am und im Käse wird von Schimmelpilzen erzeugt, die - anders als beim Brot - nicht schädlich sind."

Felix denkt sich seinen Teil dabei. Er ist froh, daß er sowieso keinen Käse ißt. "Wenn nur der penetrante Geruch nicht wäre", ruft er aus, als er zum Limburger kommt. "Sonst würde ich meinem Vater ein Stück mitnehmen."

"Wie wär's mit einem Stück Butter", fragt ein junger Bursche und grinst hinterhältig. Felix erinnert sich, daß er nichts mitnehmen darf, grinst ebenso zurück und sagt lässig: "Ach, die würde in meiner Hosentasche ja nur schmelzen!"

"Und wie wär's mit einem Dutzend Eier?" fragt der Bursche weiter.

"Nein danke", entgegnet Felix frech, "die beulen mir die Hosentaschen aus!"

## Aduki, Mungo und Komplizen

Er blickt an den Wänden entlang und findet die nächste Tür. Daran prangt ein grünes Schild mit der Aufschrift: "Zum Pflanzenreich". Sie ist unbewacht und läßt sich leicht öffnen. Dahinter jedoch folgt eine zweite Tür. Ein Schild sagt: "Hier wohnt die Familie Hülsenfrucht."

"Na, da wollen wir mal sehen, was sich dahinter verbirgt, wer die Hülsenfruchts sind", murmelt Felix. Er betritt einen weiten Raum, dessen Decke aus hellvioletten Stoffbahnen besteht, die wellenförmig herunterhängen. Die Wände sind mit demselben Stoff verkleidet. Auf dem Boden liegen riesige Haufen von Hülsenfrüchten: dicke, fette, weiße Bohnen, rote Nierenbohnen, schwarz-weiße Bohnen, braune Aduki- und grüne Mungbohnen, die eigentlich Erbsen sind, gelblich-weiße Sojabohnen, kleine grüne Berglinsen, große braune Tellerlinsen, rote Feuerlinsen, gelbe und fahlgrüne Erbsen und dicke Kichererbsen. So viele verschiedene Hülsenfrüchte hat Felix noch nie gesehen. Er strolcht durch den Raum, und schwups - sitzt er auf dem Hintern.

"Diese Erbsen sind verdammt rund", schimpft er, nicht ohne beim Aufstehen gleich ein zweites Mal hinzufallen. "Diese Familie Hülsenfrucht ist wirklich hart und trocken. Schade, daß man diese Samen nicht roh probieren kann", denkt er und sucht die Tür zum nächsten Raum.


Der Kerndlbeißer

Er findet sie hinter einem Vorhang und hat längst erraten, was darauf steht: in hellbrauner, altmodischer Schrift prangen acht Buchstaben: "GETREIDE". "Hier kenn ich mich aus", denkt Felix.

Die weite Halle hinter der Tür ist in den verschiedensten Brauntönen gehalten. Sie reichen von einem leichten hellgelbbraun bis zu einem speckig-glänzenden dunkelrotbraun. An den Wänden entlang schwanken alle Arten von Ähren leise hin und her. Weizen, Dinkel, Gerste, Roggen, Hafer, Hirse, Reis und Mais stehen in Säcken in Gruppen, als wenn sie sich unterhalten wollten. Felix greift in die Säcke und läßt die Körner durch die Finger rieseln. Es riecht ein wenig erdig-würzig. Er nimmt ein paar Weizenkörner in den Mund und kaut darauf herum. "Die sind aber hart", stellt er fest, "und Geschmack haben sie auch keinen."

"Jetzt kannst du verstehen, warum Mühlsteine so schwer sind und warum man das geschrotete Getreide über Nacht einweichen muß, wenn man Frischkornbrei bereitet. Und weil es sonst auch fad schmeckt, wird das Brot mit Salz, Koriander und Kümmel gewürzt und der Frischkornbrei oder das Müsli mit Honig, Yoghurt und Obst versetzt", sagt ein älterer Mann. "Mein Name ist ›Kerndlbeißer‹, und ich mache Reklame für Frischkornbrei, Müsli und Vollkornbrot."

"Nein, danke", entgegnet Felix, "ich esse kein Müsli und keinen Frischkornbrei mehr. Die liegen mir zu schwer im Magen."

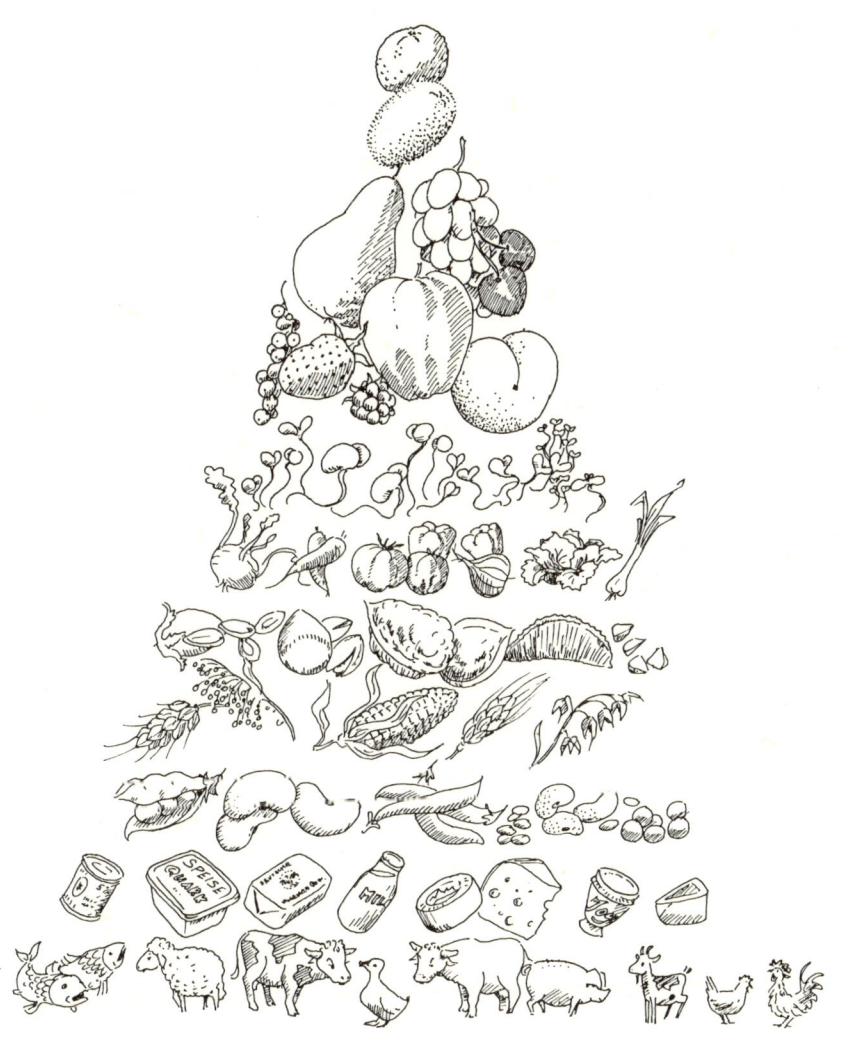

Bild 14: Felix Weg durch die Welt der Lebensmittel

41

## Der Nußkönig

Felix stellt plötzlich fest, daß er hungrig ist. Er blickt auf seine Armbanduhr. 15 Uhr ist es! Die Schule hat er gegen 12.30 Uhr verlassen. Kein Wunder, daß er jetzt Hunger hat. Das Frühstück liegt lang zurück! Vielleicht gibt es hinter der nächsten Tür endlich was Gescheites! Er sucht und findet. "Nüsse und Samen" steht darauf, "Zutritt nur mit Paßwort".

"Jawohl, das wär jetzt das Richtige für meines Vaters Sohn", denkt er und drückt die Klinke herunter. Aber die Tür geht nicht auf. Er versucht es wieder und wieder, es klappt nicht. Er setzt sich auf die Schwelle und überlegt. Wie kommt er weiter? Plötzlich fällt es ihm ein. Er stellt sich vor die Tür und ruft mit lauter Stimme: "Horribilikribrifax". Und schon öffnet sich die Tür ohne sein Zutun.

Gelbes Licht umflutet ihn. Hübsche junge Mädchen in gelben Gewändern und grünen Mützen und Schürzen schweben mit Tabletts auf und ab und bedienen Gruppen schwatzender und schmatzender Menschen mit gelben, zarten, süßen Mandeln, weichen, würzigen Walnüssen, knackigen, dunkelbraunen Haselnüssen, fetten, schweren Paranüssen, leichten, rot-grünen Pistazien, dunkelgrünen Kürbiskernen und silbergrauen Sonnenblumenkernen. Auch Leinsamen und Sesam werden angeboten. Felix probiert genüßlich von jeder Sorte. "Das Wort Nuß leitet sich wohl von Hochgenuß ab", denkt er.

An der Rückwand des Raumes thront über der lustigen Menge ein quicklebendiger Mann mit verschmitztem Blick: der Nußkönig. Felix faß auf Anhieb Vertrauen zu ihm und begrüßt ihn freundlich. Der Nußkönig lächelt ihm zu und erhebt sich. Die Menschen wenden sich zu ihm und schweigen. Er hebt seine Arme und spricht feierlich: "Ich bin eine Hochge-Nuß";

Dann fängt er an zu lachen. Schließlich bebt sein ganzer Körper und schüttelt sich vor Lachen. Sein kleines Bäuchlein hüpft auf und ab, und er rudert mit den Armen, um das Gleichgewicht nicht zu verlieren. Er lacht so voll und rund und laut, so echt mit seinem ganzen Wesen, daß er alle ansteckt. Es dauert nur kurze Zeit, bis alle im Saal mitlachen, lachen und lachen und lachen, bis ihnen die Tränen über die Wangen kullern.

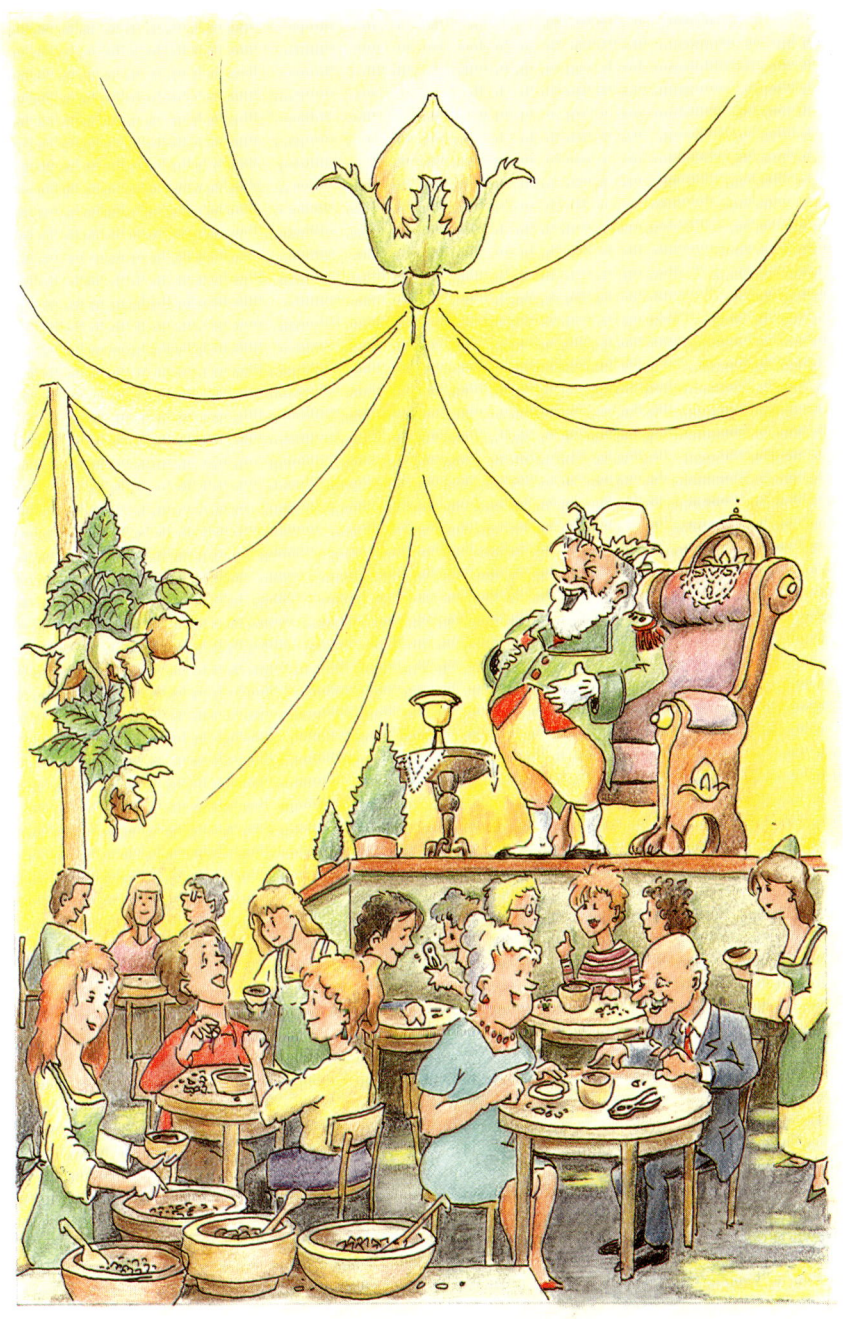

Bild 15: Beim Nußkönig

"Hier gefällt's mir", ruft Felix und tanzt mit erhobenen, hin und her schwingenden Armen glückselig durch die vielen vergnügten Menschen.

Voller Freude stopft er sich Nüsse in die Hosentaschen und bedauert es sehr, daß er ausgerechnet heute keine Schultasche dabei hat. Dann wendet er sich der nächsten Tür zu, die er in der Wand gegenüber dem Thron schon entdeckt hat. Während er dorthin tanzt, merkt er plötzlich, wie seine Hosentaschen schwer werden, schwerer und immer schwerer. An der Tür angelangt, macht es plötzlich plumps, und er steht in der Unterhose da. Das Gewicht der Hosentaschen hat die Hose hintergezogen. Nun geht das Gelächter erst recht los. Es bricht wie ein Gewitter über ihn herein. Das Lachen gellt wie Blitz und Donner zugleich auf ihn nieder. Er schämt sich.

"Bin ich eine taube Nuß!" denkt er. "Wie konnte ich nur vergessen, daß ich nichts mitnehmen darf!" Schleunigst leert er die Taschen aus und zieht die Hose wieder hoch. Die Mädchen winken ihm schelmisch nach, und er entschwindet mit rotem Kopf durch die Tür in den nächsten Saal.


Die Kohlizei

Er blickt über eine sanft auf- und abschwingende, hügelige Landschaft mit grünen Beeten, so weit das Auge reicht. Darüber wölbt sich ein azurblauer Himmel, aus dem die Sonne liebevoll lächelt. Felix wandert zwischen den Beeten dahin, schlendert an Hecken entlang, in denen Vögel ihre Nester gebaut haben. Er hört das aufgeregte, fordernde Zwitschern der hungrigen Jungen, und schon fliegen Papa und Mama herbei mit Regenwürmern und Käfern im Schnabel und füttern. Am oberen Ende einer flachen Mulde spendet ein kleines Wäldchen Schatten. Gras neben einer frisch plätschernden Quelle lädt zur Rast ein. Felix läßt sich erst einmal nieder, um von den vergangenen Abenteuern auszuruhen.

Während er noch in Gedanken dasitzt, hat sich auf einem kleinen Platz mit Lehmboden Gemüse zum Tanz eingefunden. Ein Radio hat man mitgebracht, das jetzt eingeschaltet wird.

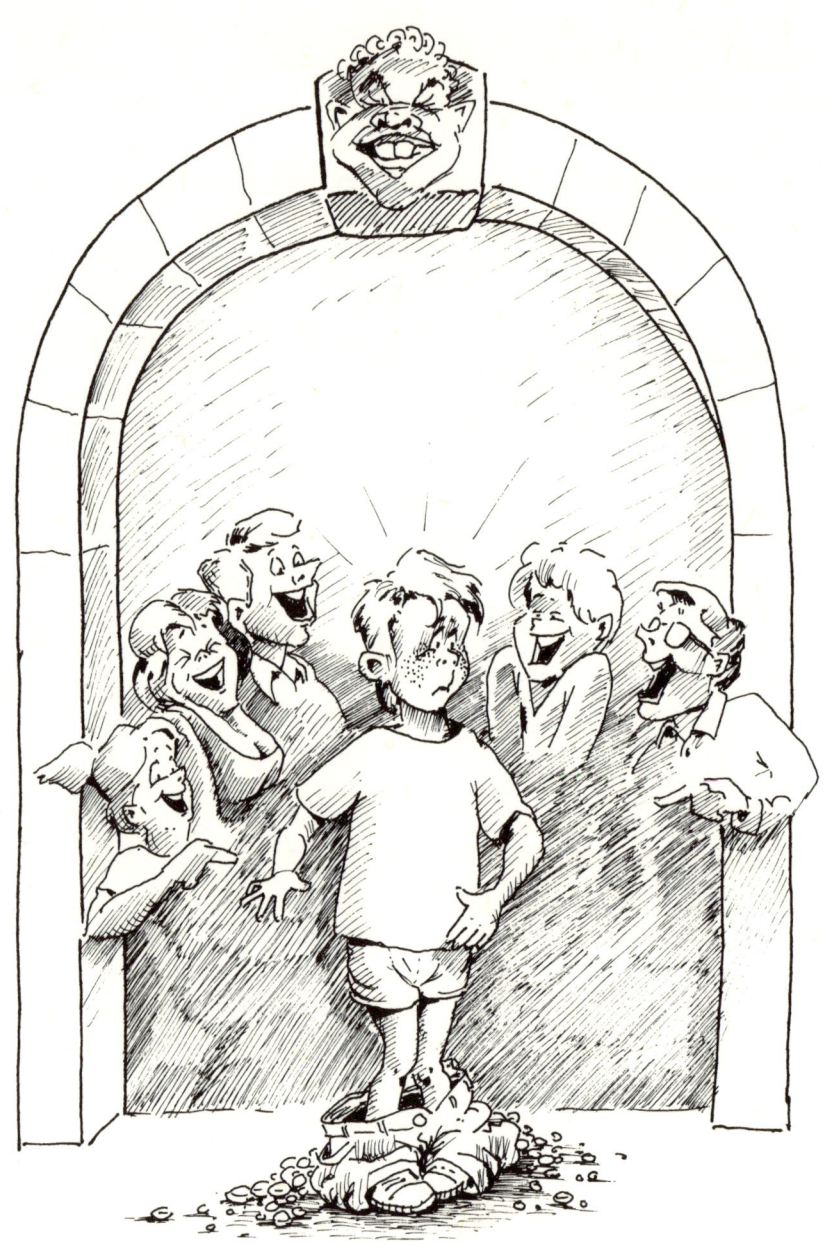

Bild 16: Felix wird ausgelacht

"Tata, tata, tatüta" erklingt es. "Die Servicewelle 333 bringt die internationale Hitparade, heute aus Kohlland."

Felix muß wieder lachen. "Holland muß das doch heißen", sagt er laut.

"Wirklich?" fragt ein Riesen-Kohlkopf mit runder, voller Stimme zurück und kugelt sich seinerseits vor Lachen.

Zuerst tanzen die Krautköpfe eine Polonaise. Was sind das für schöne Paare: die Kohls und Krauts und Wirsings, die Rosenkohls und Blumenkohls und Brokkolis, die Grünkohls, Chinakohls und Kohlrabis, die ganze Kohlfamilie! Dann aber wird's bunter. Die Musik legt an Tempo zu, und die dicken Rotkrautköpfe kommen ganz schön ins Schwitzen. Ein Spitzkohl dreht sich wie ein Brummkreisel in einem fort um eine große Staude Rosenkohl, die sich richtig geehrt fühlt ob so viel Aufmerksamkeit und Zuwendung.

Der Blumenkohl und der Brokkoli tanzen eng umschlungen und erblühen in gegenseitiger Verliebtheit. Grünkohl, Chinakohl und Wirsing haben ihre Arme eingehängt und hüpfen im Kreis herum. Erst rechts rum, dann links rum, dann wieder rechts rum, dann links rum und schließlich kreiselt jeder für sich bis er einen Drehwurm hat. Die Kohlrabis bleiben unter sich. Sie sind etwas Besseres als das gemeine Kohlvolk. Sie tragen Uniform und behaupten, sie seien die Kohlizei! Schließlich lassen sich alle erschöpft nieder und laben sich an der Quelle.

"Ein Glück, daß die Lauchfamilie heute nicht zum Picknick kommt. Diese Leute haben einen so unangenehmen Geruch", sagt die Quelle. "Mir wird jedesmal ein wenig übel, wenn der Knoblauch von mir trinkt." "Ich mag auch keine rohen Zwiebeln und rohen Lauch", pflichtet ihr Felix bei.

Dann erhebt er sich und schlendert weiter. Da erblickt er linkerhand ein Feuer. "Das muß ich sehen", denkt er, und schon rennt er auf das Feuer zu. Als er näher kommt, sieht er, daß es hier nicht wirklich brennt. Hier wachsen die Chilis, Peperonis, Peperocinis, der scharfe Paprika, der Japaleno Pfeffer. "Ich mag dich, beiß mich", rufen sie und locken mit ihren knallroten Farben. "Ich dank' euch für eure Einladung", sagt Felix, "aber ich gehe lieber ein paar Schritte weiter."

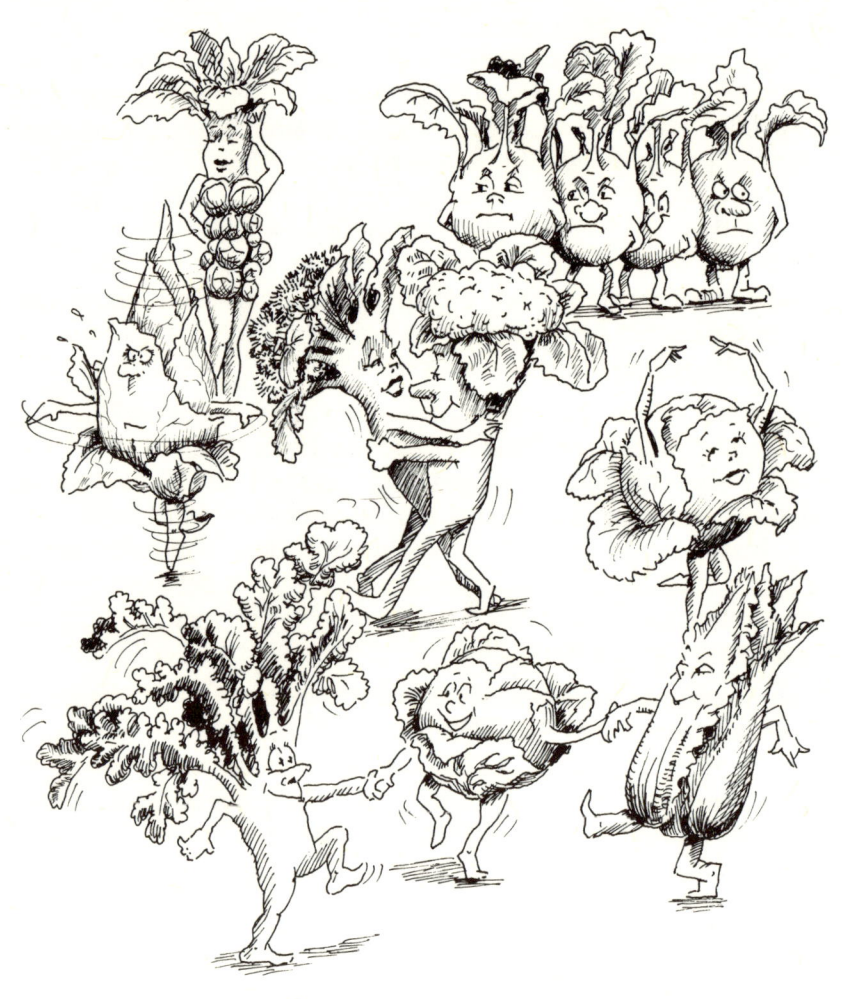

Bild 17: Tanz der Kohlfamilie

Dort wachsen die Gemüsefrüchte roter und grüner Paprika, Gurken, Tomaten, und an Bäumen hängen die grünen, birnenförmigen Avokados. "Das gibt eine wunderbare Mahlzeit", ruft Felix, "nur schade, daß ich noch satt vom Nüsse-Essen bin. Ein bißchen Avokado möchte ich aber probieren", denkt er und hebt eine der köstlichen Gemüsefrüchte auf, die ins Gras gefallen war. Sie ist wunderbar weich, und Felix kann mit seinem Taschenmesser ganz leicht die grüne Haut abziehen und sich das weiche Innere Stück um Stück in den Mund schieben. "Herrlich, dieser cremige, aromatische Geschmack." Er fühlt sich verwöhnt wie ein Märchenprinz.

## Klarsinn-Wurzeln

"Jetzt muß ich aber mal bei den Wurzelgemüsen, den Karotten, Radieschen, Rettichen, Pastinaken, Rüben und Topinambur vorbeischaun", denkt er. "Ob sie sich mir zeigen werden?"

Er braucht nicht lange zu suchen. Im Schlaraffenland der Gemüse und Salate gehen die Wünsche schnell in Erfüllung. Er erblickt eine Gruppe von Menschen mit grünen Schürzen. Sie lockern die Erde und ziehen die gewünschten Wurzeln vor Felix Augen heraus. Welch ein Farbenspiel: Das Dunkelbraun des Lehms, das Hellrot der Radieschen, das Weiß der Rettiche, das Dunkelrot der Rüben und rote Beete und das Leuchtorange der Karotten.

Die Farbe der Anzüge der Straßenarbeiter an der Autobahn kommt ihm in den Sinn. "Life saving orange (Lebensrettungs-Orange) heißt das auf englisch", hatte der Lehrer erklärt. "Das leitet sich ganz gewiß nicht nur von den Orangen, sondern auch von den Karotten her", kombiniert er. Die Karotten haben seine Gedanken gelesen und kichern wie japanische Schulmädchen.

"Mich darfst du nicht übersehen", ruft der Topinambur. "Ich sehe zwar ein wenig unscheinbar aus, schmecke aber ganz köstlich. Beiß doch mal rein! Probieren darfst du! Bitte, bitte, nur ein bißchen bissen!" ruft er immer wieder. "Bitte, bitte, nur ein bißchen bissen!"

"Du sprichst aber ein komisches Deutsch", sagt Felix. "Wenn ich von dir lerne, dann falle ich nächstes Jahr wieder durch."

"Wie wunderbar", ruft der Topinambur, "dann besuchst du uns nächstes Jahr hier wieder."

"Aber dann komme ich ja nie von dieser Schule runter", seufzt Felix.

"Keine Angst", entgegnet eine besonders schöne, makellose Karotte, Arm in Arm mit einem Rettich. "Ganz im Ernst: wenn du klug werden willst, dann ißt du in Zukunft nicht mehr so viel Brot oder Kartoffeln, sondern stattdessen Wurzelgemüse - roh oder gedünstet. Ob du's glaubst oder nicht: wir versorgen besonders dein Gehirn. Mit uns kannst du schneller und tiefer denken, und die Lehrer werden nur so staunen. Du wirst ein echter Felix Klarsinn werden."

"Abgemacht", sagt Felix und setzt eine fachmännische Miene auf.


## Es grünt so grün

"Und nun mußt du dich sputen, damit du die grünen Salate nicht versäumst", mahnt eine Pastinakenwurzel mit ihrer würzigen Stimme. "Komm, ich zeige dir den Weg. Sie werden gerade verladen. Heute ist Großmarkt, und sie sind dort sehr begehrt!"

Felix sieht all die vielen Blattsalatsorten in Holzsteigen aufgereiht. Kräftige, schlanke Männer bewegen sich mit federnden Schritten zwischen den Stapeln hin und her und schieben die Steigen mit ihren Sackkarren - fünf auf einmal - über schräg liegende Bretter auf Lastwagen.

"Ich brauch noch fünf Lollo Rosso und zehn Kopfsalat", ruft der eine.

"Und ich will zwanzig Eissalat, zehn Romana, fünf Endivien und drei gemischte Steigen."

Ein anderer sucht Rapunzelsalat, den man auch Feldsalat, Nüßlisalat oder Vogerlsalat nennt, und beschwert sich beim Obergärtner, daß er zu wenig Spinat erhalten hat. "Ich kann nicht immer stattdessen Mangold nehmen", klagt er, "auch wenn der so gut schmeckt."

"Wann gibt's denn wieder mal Eichblattsalat oder Frisee?", fragt ein weiterer Händler.

"Meine Kunden sind ganz wild auf Löwenzahn und Ruccula" entgegnet der andere.

Der Gärtner bemüht sich, die Ruhe zu bewahren. "Es ist bald wieder so weit", sagt er, "nur noch eine Woche, ich kann nicht hexen. Wenn ihr gute Qualität haben wollt, so wie ich sie euch liefere, dann müßt ihr auch in Kauf nehmen, wenn gelegentlich nicht alles erhältlich ist. Natürliche Produkte aus kontrolliert biologischem Anbau wie die meinen lassen sich nicht fabrikmäßig produzieren wie das holländische Treibhaus-Kunstgemüse."

Die Männer nicken. "Ist schon recht, wir wissen Bescheid!" Felix probiert von einigen Salaten. Der Ruccula beeindruckt ihn am meisten, weil er so würzig schmeckt.

"Grüne Blattsalate sind besonders wichtig für die Atmung, für die Lungen", erklärt ihm jetzt der Gärtner. "Du kannst dir leicht merken, welche Pflanzenteile auf welche Körperteile wirken. Stell dir eine Pflanze umgekehrt im Körper vor. Die Wurzeln kommen im Kopf zu liegen, die Blätter in den Lungen und die Blüten und Früchte im Bauch. Und dort wirken sie auch." Felix bedankt sich und wendet sich um.


## Victor Lebfroh

Vor ihm steht ein junger Mann mit langen lockigen blonden Haaren, einem lustigen Fransenanzug und einem Wanderstab aus Haselnuß, an dem frische Triebe sprossen. "Mein Reich mußt du noch kennenlernen, bevor du weiterziehst."

"Welches wäre das?" fragt Felix; der junge Mann gefällt ihm. Er sieht so frisch und lebendig, so originell und unternehmungslustig aus.

"Es ist ein Reich, das die Abwehr deines Körpers gegen Krankheiten stärkt. Wir kämpfen gegen Grippe und Erkältungen, ge-

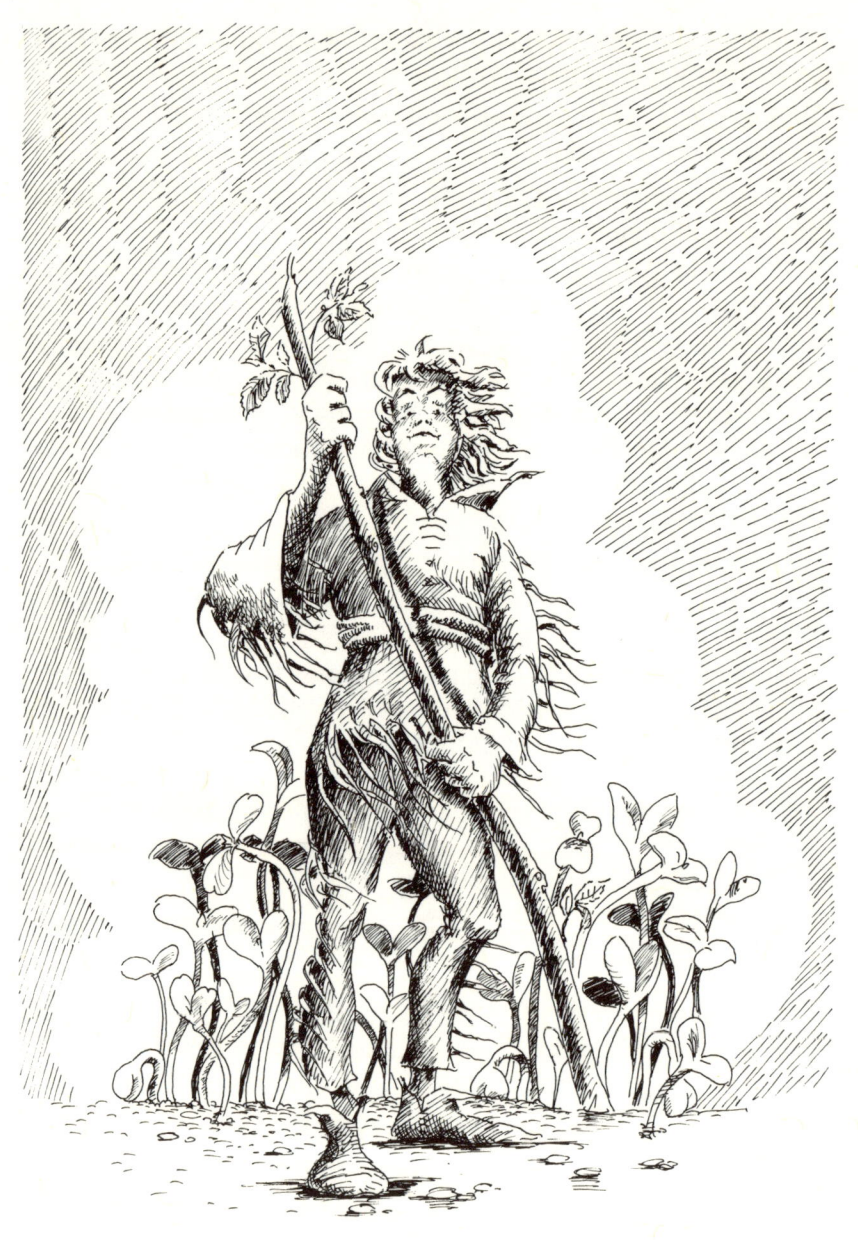

Bild 18: Victor Lebfroh

gen Müdigkeit und schlechte Laune. Wir sind in den letzten Jahren stark im Kommen. Wir werden die Welt erobern."

"Du übertreibst jetzt ganz sicher", sagt Felix zweifelnd, "wie heißt du überhaupt, du hast dich mir gar nicht vorgestellt!"

"Mein Name ist Victor Lebefroh. Komm mit, ich führe dir alle meine Freunde vor, und du kannst dir dann ein Bild machen. Wenn du uns regelmäßig die Ehre gibst, wirst du schon merken, daß es dir viel besser geht. Kannst du jetzt erraten, wie meine Freunde heißen?"

Felix druckst herum. So ganz blickt er noch nicht durch. "Es muß etwas sehr Lebendiges sein", sagt er, "wenn schon an deinem Wanderstab frische Zweige treiben, obwohl er abgeschnitten ist."

"Ganz recht", entgegnet Victor. "Aber was könnte es sein: es ist das Lebendigste im Pflanzenreich, das du essen kannst."

"Das Lebendigste zum Essen", murmelt Felix und seine Stirn runzelt sich. Allmählich dämmert ihm was. Er erinnert sich schattenhaft an einen Satz, den er irgendwo gelesen hat: "Der Samen stirbt, damit neues Leben aus ihm hervorbrechen kann."

"Ganz recht", nickt Victor.

"Sind es vielleicht angekeimte Saaten, Sprossen?" fragt Felix.

"Du hast's erfaßt", stimmt Victor freudig zu. "Aber sieh selbst!"

Sie betreten ein großes licht- und luftdurchflutetes Glashaus. In Töpfen, Gläsern und auf mit engmaschigen Gittern bespannten Holzrahmen sieht Felix Sprossen aller Art.

"Die Königin in unserem Reich ist die Alfalfa-Sprosse", erklärt Victor. Sie stammt aus dem alten Adelsgeschlecht der Klees. Wenn sie ausgewachsen ist, nennen sie die Menschen Luzerne. Er stellt ihn ihrer Majestät vor. Sie trägt ein grünbraunes Krönchen.

"Sie sehen ja aus wie Engelshaar", staunt Felix.

"Ich schmecke und wirke auch so himmlisch", flötet sie, "darf ich dir meinen Gemahl, den Sprossenkönig, vorstellen?" fragt sie dann.

"Gerne", sagt Felix rasch.

"Mein liebster Mungo, wo bist du? Komm doch mal her. Hier ist ein ganz reizendes Menschlein, das will dich kennenlernen!" ruft sie. König Mungo hat einen makellosen weißen Körper und eine grüne Kappe. Er kommt auf seinem Sprossenbein elegant dahergetanzt.

"Darf ich mich vorstellen", fragt er, und ohne auf eine Antwort zu warten, fährt er mit wichtiger Miene fort: "Meine Eltern waren Erbsen", sagt er. "Sie waren alt und hart und selbst gekocht nur schwer verdaulich. Ich aber bringe leicht verdaulich alles mit, was der Mensch so braucht: Eiweiß, Fett und Stärke und viele, viele Stoffe, die das Leben ausmachen."

Und nun erblickt Felix alle anderen Vertreter des Sprossenreiches: die Radieschensprossen stellen die scharfzüngigen Politiker, die Weizensprossen bekleiden die Posten der Wissenschaftler. Sie sind in hochwichtige Gespräche vertieft und verkünden immer neue Theorien und Versprechungen.

"Man muß sich bei ihnen ein wenig zurückhalten, sonst werden sie einem leicht zu viel", sagt Victor. Die Linsensprossen mit ihren weiten Röcken dagegen sind gutmütige Zeitgenossinnen und schmecken so richtig linsig, wie Felix feststellt. Auch die Kichererbsensprossen mag er gerne.

"Hast du gute Ohren", fragt Victor. Als Felix das bejaht, nimmt er ihn an einen Bottich, in dem Kichererbsen soeben zum Einweichen mit lauwarmem Wasser übergossen werden. "Weißt du, warum sie Kichererbsen heißen?" fragt er. "Nein? Dann halte mal dein Ohr über das Einweichwasser." Und Felix kann tatsächlich ein Knistern und Knacken hören, das ihn lebhaft an Kichern erinnert.

"Du siehst also, das Wasser erweckt den Samen zum Leben", sagt Victor, "und die Sprossen geben dieses Leben an den Menschen weiter."

"Jetzt wird es aber Zeit, zu gehn", sagt Felix, und er umarmt Victor fest und glücklich, weil er ihm so viel Gutes gezeigt hat.

## Konzert im Kristallpalast

Der Ausgang ist schnell gefunden. Er liest: "Zum Kristallpalast". Die Tür ist von der Sorte, wie Felix sie aus Kaufhäusern kennt. Sie hat keine Klinke, ist zweigeteilt und sollte sich von alleine öffnen, sobald eine versteckte Kamera einen Menschen entdeckt hat, der eintreten will. Felix steht genau davor, aber es rührt sich nichts. "Was ist denn das schon wieder?" Diesmal braucht er kein Paßwort, und eingesteckt hat er sich auch nichts. Er steht grübelnd da und sucht nach einer Klingel. Aber da ist keine. Ratlos setzt er sich auf den kalten Boden vor die Tür. Plötzlich muß er niesen. Er reißt sein Taschentuch heraus, gerade noch rechtzeitig. In diesem Moment öffnet sich die Tür, und da sieht er, wie eine Kichererbsensprosse vor ihm auf den Boden kullert und sich vor Lachen kugelt. Sie war ihm in die Hosentasche gesprungen, um ihm einen Streich zu spielen, aber mit dem Taschentuch hatte er sie herausgeschleudert. Welch Glück!

Er schreitet durch die Schiebetür, die sich hinter ihm lautlos wieder schließt. Geblendet von so viel Licht stockt sein Schritt. Die Sonne höchstpersönlich ist es, die den Palast erleuchtet. Wände und Decke sind aus purem Glas. Riesige Bergkristalle brechen funkelnd das Licht und zerlegen es in alle Farben des Regenbogens. Eingebettet liegt eine Landschaft so lieblich und fruchtbar, wie sie Felix noch nie gesehen hat.

"Das muß das Paradies sein", schießt es ihm durch den Kopf. So weit das Auge reicht, grünen, blühen und fruchten Obstbäume aller Art, darunter sehr viele Sorten, die Felix noch nie gesehen hat. Zwischen den Bäumen herrscht ein buntes Treiben. Menschen gehen staunend und essend auf und ab, Gärtner ernten Früchte und packen sie in große Weidenkörbe, Liebespaare kuscheln sich unter Beeren-Sträucher, Bienen fliegen summend von Blüte zu Blüte, Vögel machen mit ihren Jungen erste Flugversuche.

Mitten drin, auf einem Podium, umgeben von herrlichen, strahlenden Kristallen, sitzt ein Orchester. Felix zählt an die sechzig Musiker und dahinter noch einmal fast fünfzig Sängerinnen und Sänger. "Freude, schöner Götterfunken, Tochter aus Ely-

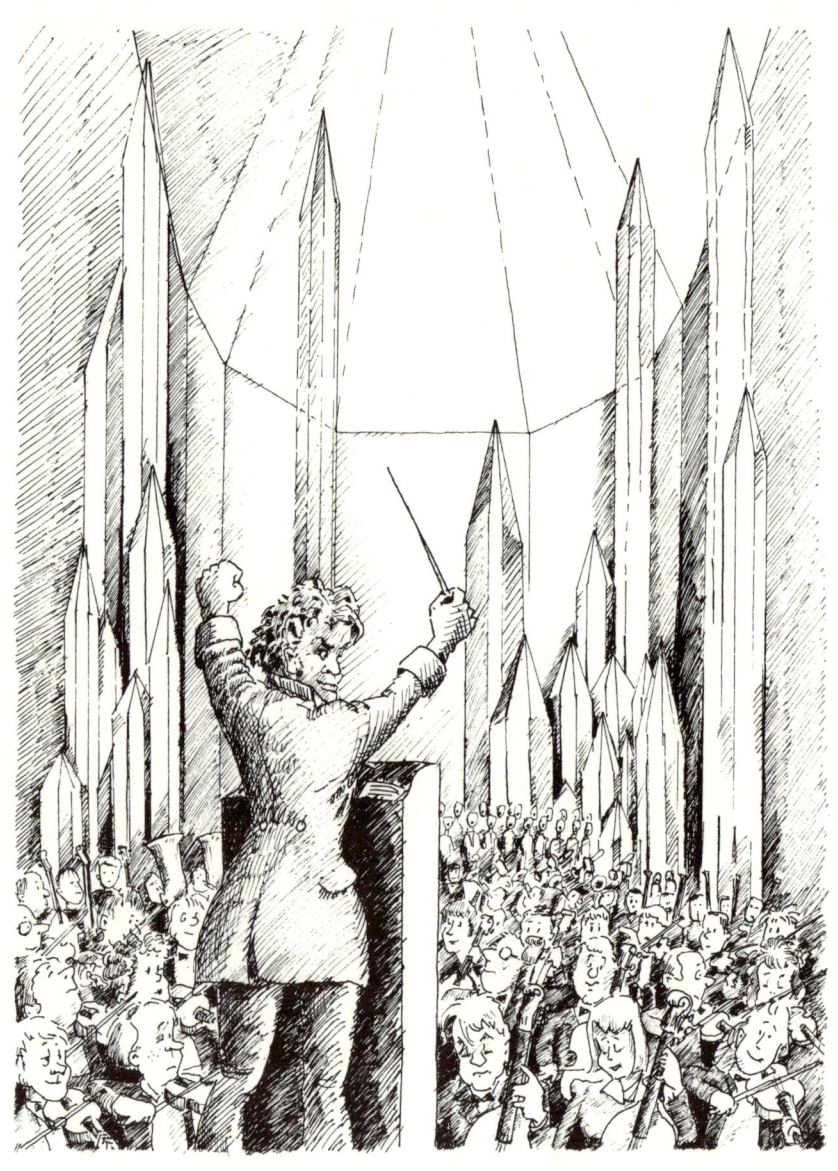

Bild 19: Beethoven im Kristallpalast

sium....", jauchzt es durch den Raum.

Felix spürt, wie sich sein Herz weitet. Er fühlt sich über-
glücklich, leicht, rein und klar. Jetzt ist wirklich Felix Klarsinn
aus ihm geworden: der Glückliche mit dem klaren Sinn. All die
herrlichen Früchte sind seine Freunde, sind der Inbegriff seines
Wesens. Sie bringen ihm diese süße Leichtigkeit, diese lebendig
sprühenden Gedanken, diese wissende Wachheit seines Gemü-
tes. "Oh Gott", ruft er, "wie wunderbar ist es hier", und nach
einer kurzen Pause mit Freudentränen in den Augen "Danke,
danke, danke!"

Er winkt dem Dirigenten zu, der sich soeben vor der
klatschenden Menge verbeugt. "Es ist der Meister selbst",
flüstert ihm eine ältere Dame ins Ohr, und nun fällt es wie
Schuppen von seinen Augen: Es ist der Meister Beethoven persönlich, der seine eigene Symphonie dirigiert hat, und zugleich
erkennt er in dessen Augen die Augen der Hexe Anima wieder,
die ihn am Seil in die hohle Eiche hinabgelassen hat.


## Feli & Feli

"Nun müssen wir aber mal was probieren!" hört er eine Stimme. Sie gehört einem Mädchen seines Alters, das ihm vom ersten Augenblick an wohlbekannt und vertraut vorkommt. "Ich
heiße Felizitas", sagt sie, "ich bin hier auch zu Besuch. Du
kannst mich Feli nennen."

"Ich bin der Felix", sagt er.

"Ich weiß", entgegnet sie, "ich habe dich gleich erkannt." Sie
zögert einen Moment, und sagt dann mit einem Zwinkern: "Ich
werde dich Feli nennen." Da fassen sich die beiden an den
Händen und drehen sich lachend im Kreise. Sie hätten
Zwillinge sein können.

"Mit uns könnt ihr euren Durst löschen", rufen die grün-
bäuchigen, innen tiefroten Wassermelonen und die süßen Zuk-
kermelonen. "Wir kommen immer zuerst dran, weil wir so
leicht zu verdauen sind. Und merkt euch grundsätzlich: Eßt
Obst immer auf leeren Magen und für sich alleine! Am besten
ist es, wenn ihr Melonen zum Frühstück eßt. Das reinigt den

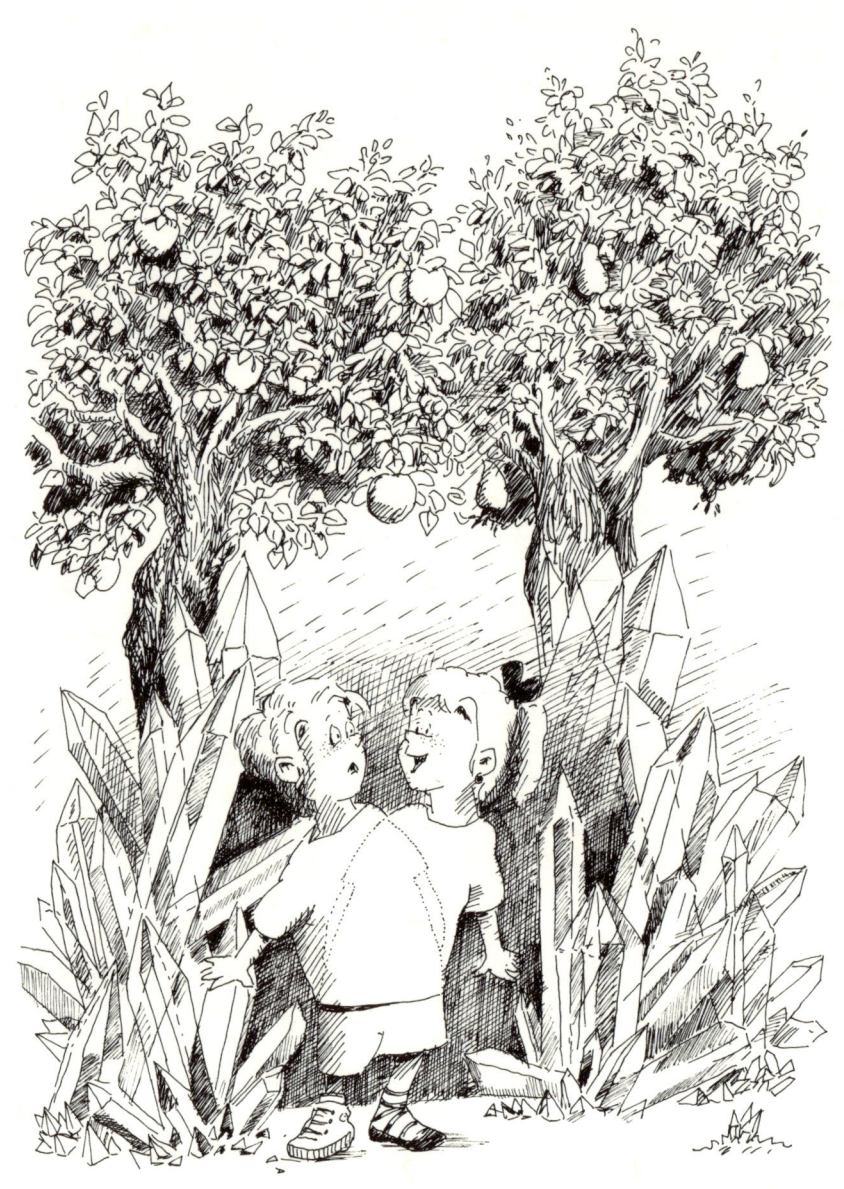

20: Feli & Feli

ganzen Körper von Innen auf die angenehmste Weise."

"Danke für den Hinweis", rufen Feli & Feli, und schon sind sie bei den Orangen, Mandarinen und Pampelmusen angelangt. Diese rufen im Chor: "Saures Obst immer vor süßem Obst!"

"Okay, okay, kein Grund zur Aufregung! Wir können ja sowieso nicht alles auf einmal essen."

Feli & Feli sind ganz verliebt in die Orangenbäumchen. Blüten und Früchte gleichzeitig am Baum! Das kennen sie aus Deutschland nicht. Und schon winken die vielen verschiedenen Beerensträucher mit ihren kleinen Früchtchen: die fröhliche rote Johannisbeere, die geheimnisvoll würzige schwarze Johannisbeere, die knackige Stachelbeere, die süßsaure Brombeere, die schmelzende Himbeere und die exotische, zuckersüße Maulbeere.

Fast hätten sie die Erdbeeren übersehen, wenn nicht die Walderdbeeren laut gerufen hätten: "Uns müßt ihr unbedingt probieren, wir sind unschlagbar - weder im Aroma noch in den Vitaminen und Mineralien." Felix folgt dem Aufruf und ist begeistert: "Die sind ja viel aromatischer und würziger als die Gartenerdbeeren."

Der Weg führt sie jetzt zu den Pflaumen. "Warum verwenden die Menschen euch eigentlich als Schimpfwort für dumme Leute", fragt Felizitas. "Das kommt davon, daß diejenigen, die das tun, selbst doof sind, das aber nicht wahrhaben wollen. Sie schieben die eigene Dummheit dann auf uns. Seit wir das sehen, macht uns diese Ungerechtigkeit nichts mehr aus", erklären sie.

"Ihr seid ja viel klarer als so mancher Mensch", stellt sie fest und umarmt einen großen, weisen Pflaumenbaum und drückt ihn ganz fest an ihr Herz. Die umstehenden Zwetschgen, Reineclauden-, Mirabellen-, Aprikosen-, Pfirsich- und Nektarinenbäume nicken mitfühlend beifällig.

"Wir werfen den schwärzesten Schatten und bieten die süß-würzigsten Früchte", locken aus der Nachbarschaft die Mangobäume. Feli & Feli stürmen an den vertrauten Apfel- und Birnbäumen vorbei, die verständnisvoll lächeln. "Mangos wollen wir probieren", rufen sie. Der Mangobaum läßt sich nicht lange bitten und aus dem dichten Laub plumpsen traumhafte Früchte in die Hände der Kinder. "Vielen, vielen Dank", rufen diese nach den ersten Bissen, "so gut haben wir schon lange nicht mehr gegessen." Müde sinken sie ins Gras und beobachten, was sich vor ihren Augen abspielt.


## Das Wettwiegen

Große, dickbäuchige Papayas treffen sich mit gelbgestreiften Kürbissen und nierenförmigen Wassermelonen. Sie wetteifern damit, wer am meisten Gewicht auf die Waage bringt. Wetten werden abgeschlossen.

"Wir setzen auf die Wassermelonen", sagen die Weintrauben, Feigen, Granatäpfel und Oliven.

"Wir sind für die bayerischen Kürbisse", melden sich die Äpfel, Birnen und Kirschen.

"Wir stimmen für die Papayas", rufen die Kiwis, Khakis, Avokados und Datteln.

Von jeder der drei Sorten werden die zehn größten Stücke gewogen, und dann wird ein Mittelwert gebildet.

"Hurra, wir haben gewonnen", rufen die Äpfel, Birnen und Kirschen. "Die bayerischen Kürbisse sind halt doch die größten!"

"Und die Wassermelonen sind am saftigsten", freuen sich die Weintrauben, Feigen, Granatäpfel und Oliven.

"Die Papayas übertrifft niemand an Süße und Nutzen für die Gesundheit", erklären die Kiwis, Khakis, Avokados und Datteln.

"Und ihr seid auch nicht zu verachten", bedankt sich eine besonders wohlgestaltete Papaya bei ihren Fans.

"Jetzt muß ich mich leider verabschieden", sagt Felix zu Felizitas. Die beiden umarmen sich, und Felizitas sagt: "Das ist gar nicht nötig", und blickt Felix in die Augen, und ehe er sich versieht, verschmelzen die beiden Felis, das Männliche und das Weibliche miteinander, und Felix spürt, daß Felizitas schon immer ein Teil seiner Selbst gewesen ist. Erst in der himmli-

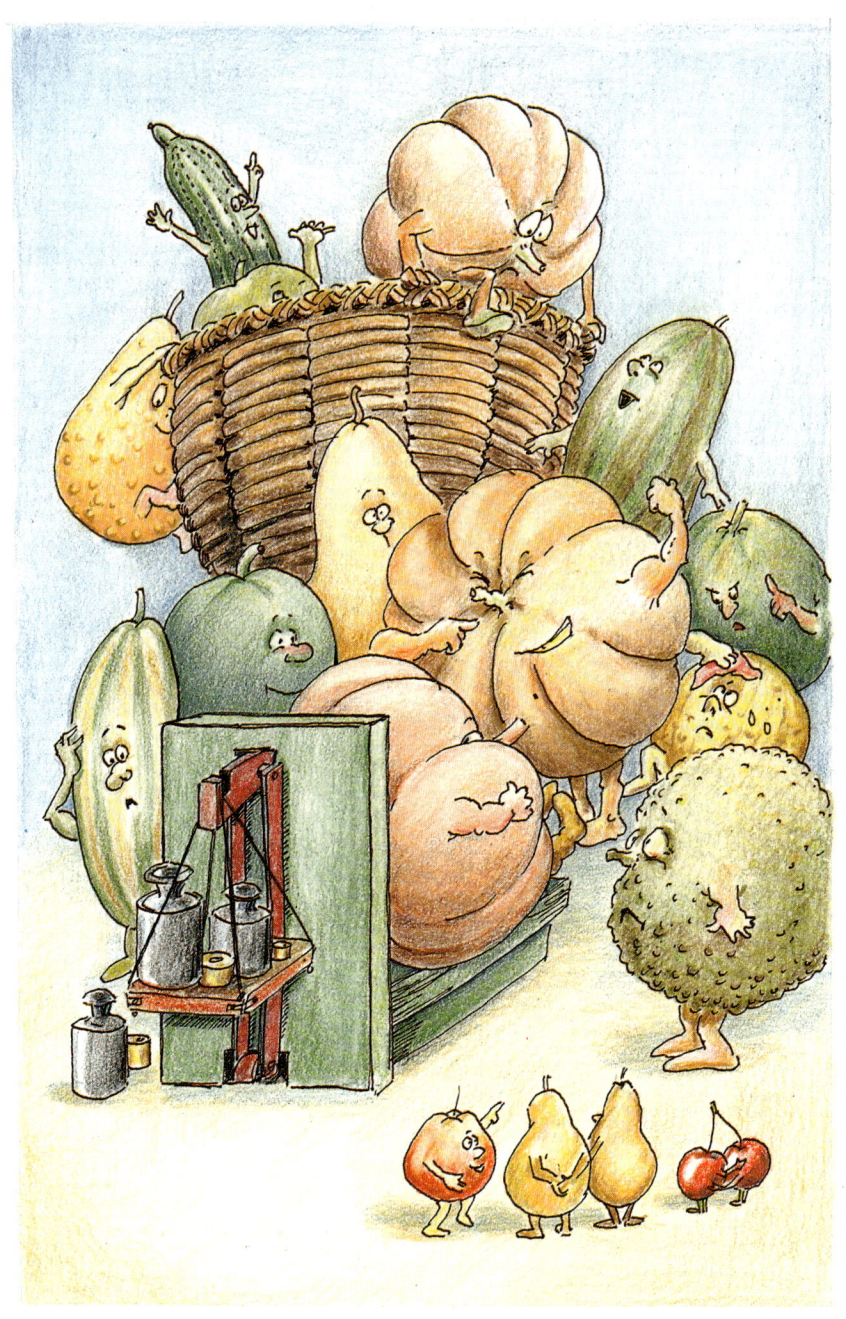

Bild 21: Wettwiegen

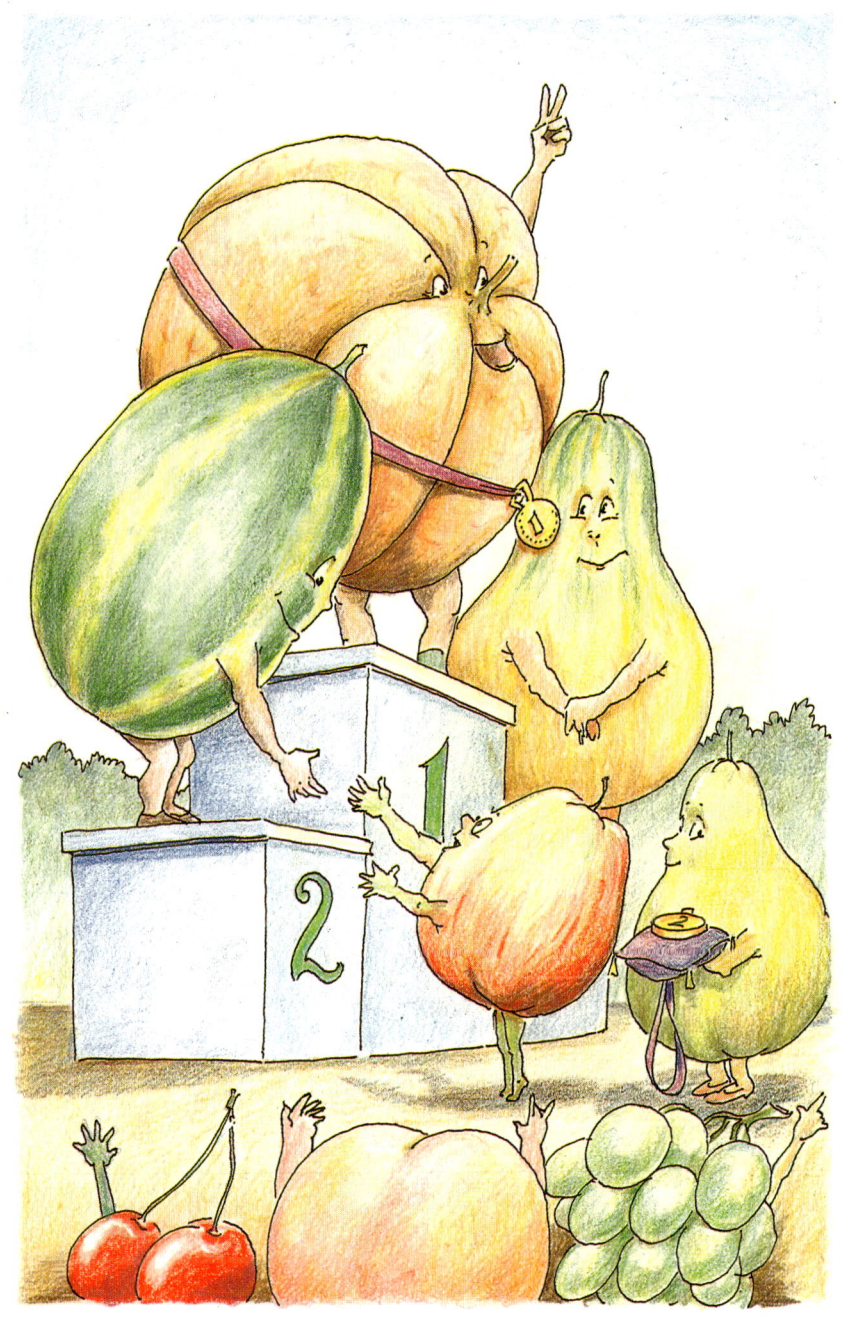

Bild 22: Siegerehrung

schen Stimmung des Kristallpalastes war ihm dies zum Bewußtsein gekommen. Das war die Belohnung, von der die Hexe Anima gesprochen hatte!

## Das Geheimnis des Malachits

Er sucht die Tür und findet schließlich hinter Weinranken eine kleine unscheinbare Pforte. Sein Blick fällt auf die Schwelle: Dort liegt ein dunkelgrüner, polierter Stein aus Malachit. "Ich bin dein Handschmeichler", sagt er, "mich darfst du mitnehmen, als Erinnerung an deine Wanderung durch die Welt der Lebensmittel. Immer wenn du unklar bist, was du essen willst, ja was du tun sollst, dann setz dich still hin, schließ deine Augen, nimm mich in beide Hände und horche in dich hinein. Dann wirst du eine Stimme hören, die dir Rat gibt."

"Ich danke dir von Herzen", sagt Felix, "du wirst von nun an mein ständiger Begleiter sein." Er hebt den Malachit auf, steckt ihn in die linke Hosentasche und befühlt ihn mit Daumen und Zeigefinger.

Dann öffnet er die Tür und findet sich am Fuß der Eiche wieder, wo er viele Stunden vorher eingeschlafen war. Er reibt sich die Augen und fröstelt ein wenig, denn hier im Schatten des Waldes ist es kühl geworden. "Jetzt muß ich mich aber sputen", sagt er, "ich will vor Vater zu Hause sein."

Als er sich dem Elternhaus nähert, winkt die Mutter schon von Ferne. "Ich hab dich lieb", sagt sie und schließt ihren Felix in die Arme.

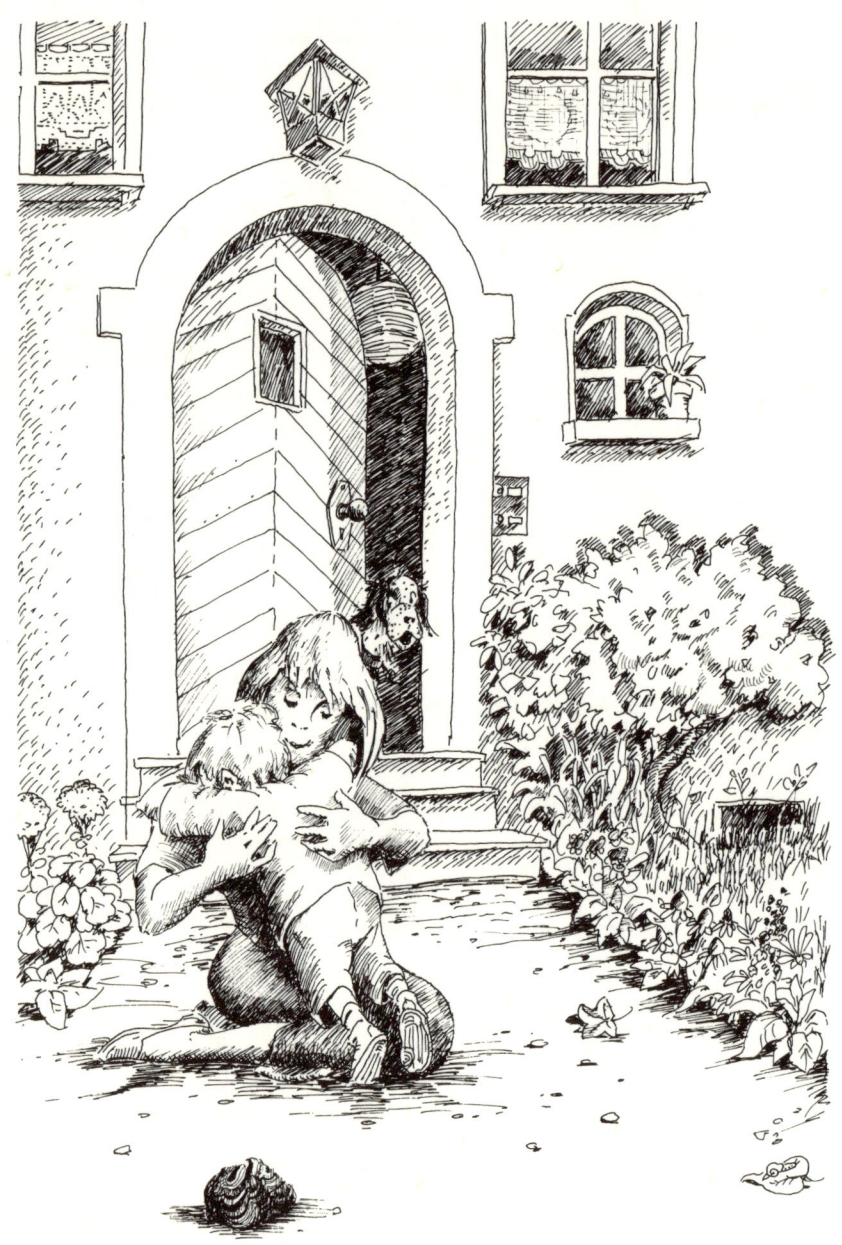

Bild 23: Felix und seine Mutter bei der Heimkehr

# Bäckermeister Pumpernickels Reise durch Raum und Zeit

Bäckermeister Pumpernickel lebte in einer schwäbischen Kleinstadt Anfang des letzten Jahrhunderts. Er besaß eine Backstube mit Trögen und Schüsseln, in denen er den Teig bereitete, und einen großen Backofen, den er mit Holz beheizte. Mit langen Stangen, die am Ende in eine flache Schaufel übergingen, schob er das Brot und die Bleche mit Brötchen und anderem Gebäck, wie Kuchen und Schnecken, im Ofen an die richtige Stelle, daß es gut durchgebacken und braun, aber nicht verbrannt würde. Er war ein wirklicher Meister seiner Kunst, verstand alle Tricks und Kniffe, und sein Geselle und sein Lehrling konnten wahrhaftig von ihm lernen. Er hatte es im Blut, er spürte es förmlich, wenn ein Sauerteig genug gegangen war, wieviel Hefe und Wasser er für seine Osterzöpfe nehmen mußte oder wie er die Gewürze für die weihnachtlichen Lebkuchen mischen sollte. Seine Frau verkaufte die Backwaren in einem kleinen, aber blitzsauberen Laden, der sich an der Straßenseite des Hauses befand. Außerdem kümmerte sie sich um den Haushalt und die beiden Söhne Xaver und Paul.

## Die Freunde des Bäckers

Nicht weit von ihm, am Ortsrand, lebte an einem Bach der Müller Drehwurm, der dem Bäcker das Mehl lieferte. Vor allem Weizen und Roggen verwandelte er zwischen mächtigen Mühlsteinen zu Mehl, das er, so wie es war, als Vollkornmehl an den Bäcker verkaufte. Die runden Mühlsteine aus Buntsandstein drehten sich durch die Kraft des ruhig vorbeiströmenden Mühlbaches, angetrieben von einem Riesenrad, das in das Wasser eintauchte. Nur selten, bei besonderen Anlässen, wie Hochzeiten oder Kirchweih, machte sich der Müller die Mühe, die Kleie und andere, gröbere Getreideteilchen abzusieben und so besonders

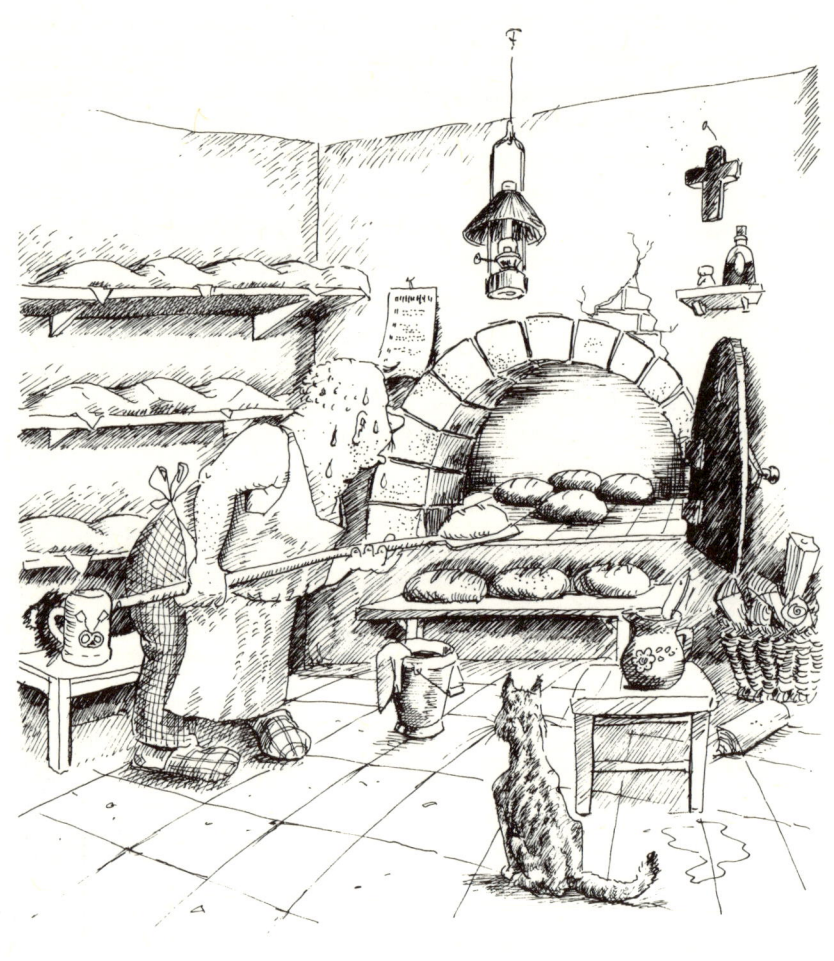

Bild 24: Bäckermeister Pumpernickel in seiner Backstube

62

feines, weißes Weizenmehl zu erhalten, aus dem der Bäcker dann Kuchen buk, die er mit Buttercreme füllte und garnierte. Für diese Buttercremetorten war er ebenso berühmt wie berüchtigt, denn schon manch einer hatte sich daran überfressen.

Bäckermeister Pumpernickel war zwar erst 45 Jahre alt, litt aber sehr unter Asthma. Wie hilflos sah er aus, wenn er während einer seiner Anfälle nach Luft schnappte und doch nicht genug davon bekommen konnte! Blaßbläulich wurde dann sein Gesicht, und liegen konnte er auch nicht. In diesen furchtbaren Momenten erfaßte ihn die Angst, nicht mehr lange zu leben. Die Ärzte waren ziemlich ratlos und konnten das Leiden nicht heilen, bestenfalls mildern. Sie sagten zu ihm: "Du wirst wohl deine Backstube frühzeitig an deine Söhne übergeben müssen. Es sieht so aus, daß du den Mehlstaub nicht verträgst. Der ist schuld an deinem Asthma!"

Müller Drehwurm ging es nicht besser. Er war zwar erst Ende fünfzig, aber sein Rücken fing an, krumm zu werden wie der eines alten Hutzel-Weibleins, und seine Hände wurden allmählich steif und knotig vor Gicht. Und wieder sagten die Ärzte: "Du hast zu viel gearbeitet in deinem Leben. So ist das halt im Alter, wenn man zeitlebens so viele Mehlsäcke geschleppt hat!"

Wenn sie des Abends im Wirtshaus saßen und mit ihrem Freund Fridolin Frischhut Skat spielten, dann klagten sie sich gegenseitig ihr Leid. Und sie hielten den Gärtner Frischhut für besonders vom Himmel beschenkt, weil er zwar schon weit über sechzig war, aber sich immer noch allerbester Gesundheit erfreute. Kein Rheuma, keine Gicht, kein Asthma, keine Verdauungsbeschwerden. Er war schlank und kräftig, sein Gang federnd leicht, sein Gesicht wettergebräunt, sein Blick vertrauenerweckend klar und liebevoll.

Wenn sich Pumpernickel und Drehwurm dagegen im Spiegel betrachteten, dann fiel ihnen - wenn sie ehrlich zu sich selbst waren - auf, daß sie eine fahle, schlaffe Haut hatten und daß sich am Bauch allerlei Wabbelkram angesammelt hatte. Wie war das nur möglich? Darüber hinaus quälten sie alle Arten von Erkältungen: Schnupfen, Husten, Heiserkeit und Halsschmerzen, die mit konstanter Bosheit immer zum unpassendsten Au-

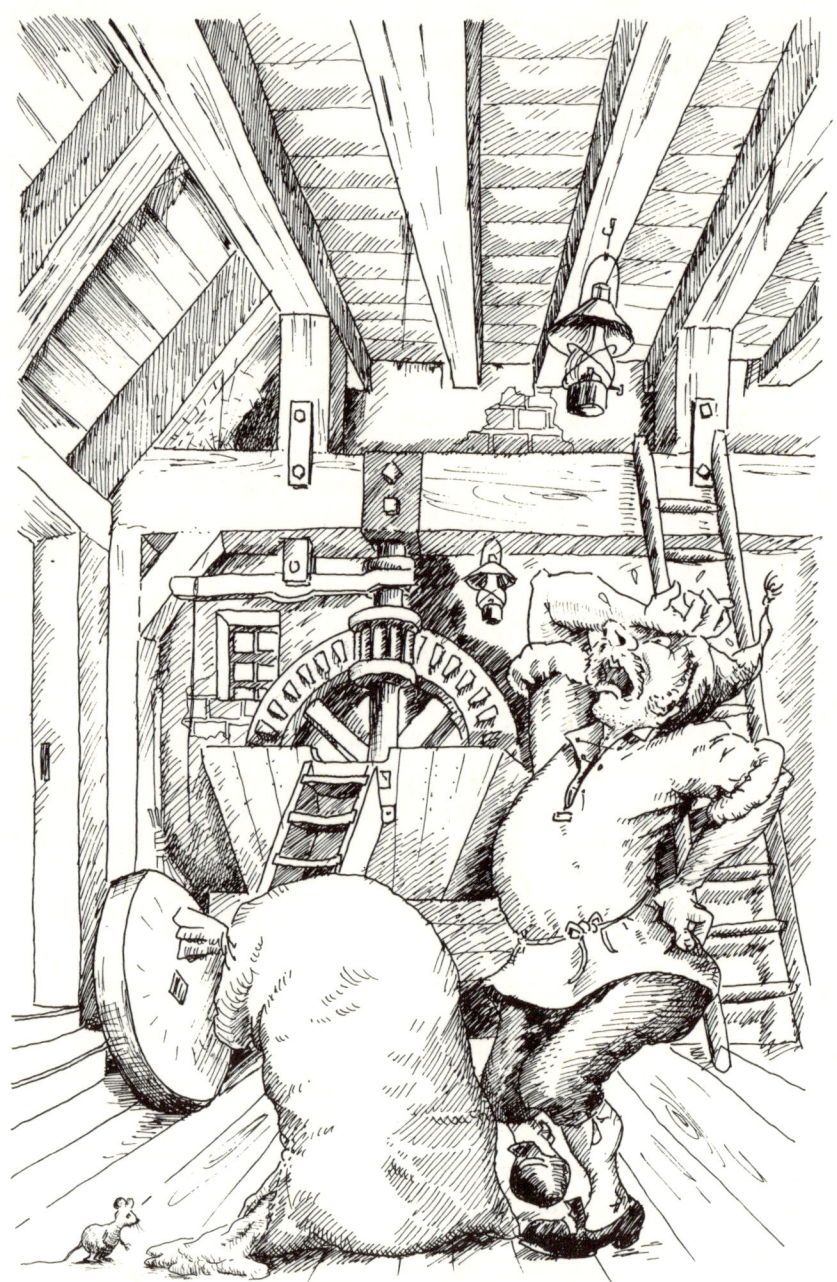

Bild 25: Müllermeister Drehwurm in seiner Mühle

64

genblick wiederkehrten; nämlich immer dann, wenn besonders viel Arbeit wartete, wenn Festtage bevorstanden oder sich hoher Besuch von auswärts angesagt hatte. "Es ist schon eine Plage mit diesem Leben", so bemitleideten sie sich selbst.

Daß ihr Spezi Fridolin von all dem verschont blieb, das empfanden die beiden fast als Ungerechtigkeit. Daß es aber einen vielleicht entscheidenden Unterschied in der Lebensweise des Bäcker- und Müllermeisters und der des Gärtners gab, das fiel ihnen nicht auf: Sie aßen anders. Der Bäcker liebte das Brot, das er buk, und all die anderen Backwaren, und auch der Müller aß sein täglich Brot, als wär's das Selbstverständlichste auf der Welt, das er sich antun könnte. Außerdem liebten sie fettes Fleisch, das sie sich dank ihres bescheidenen Wohlstandes immerhin einige Male in der Woche leisten konnten. Schweinsbraten mit Knödeln oder weiße Bohnen mit Bauchspeck und Spätzle standen dann auf dem Tisch, und die Familien langten kräftig zu. Danach gab's noch eine süße Nachspeise. Mit Gemüse hatten die beiden nicht viel am Hut und wenn, dann war es eine zerkochte in Fett ertränkte Masse als Beilage zu Nudeln, Knödeln oder Spätzle.

Zum Frühstück aßen sie Hafergrütze, oder es gab ein Stück Brot mit Schweine- Griebenschmalz oder Butter und Marmelade. Obst aßen sie nur gelegentlich im Sommer, wenn Fridolin Frischhut ihnen zum Beispiel einen Korb Zwetschgen vorbeibrachte, die außen wie unter einer dünnen Schicht weißen, samtenen Puders dunkelviolettblau glänzten und innen eine so saftig gelbe Süße verströmten, daß der Bäcker völlig vergaß, daß er kein Obstesser war - wie er immer zu sagen pflegte. Auch die rot-goldgestreiften, knackigen Goldparmänen oder die saftigen, gelb-braunen, langgestreckten Birnen, die der Gärtner im Herbst herbeischleppte, waren eine zwar nur kurze, aber doch willkommene Abwechslung.


Fidolin Frischhuts Gärtnerei

Fridolin Frischhut hielt sich den größten Teil des Jahres im Freien auf, war Wind und Wetter ausgesetzt und liebte die lebensspende Sonne. Die Bäume und Sträucher waren seine

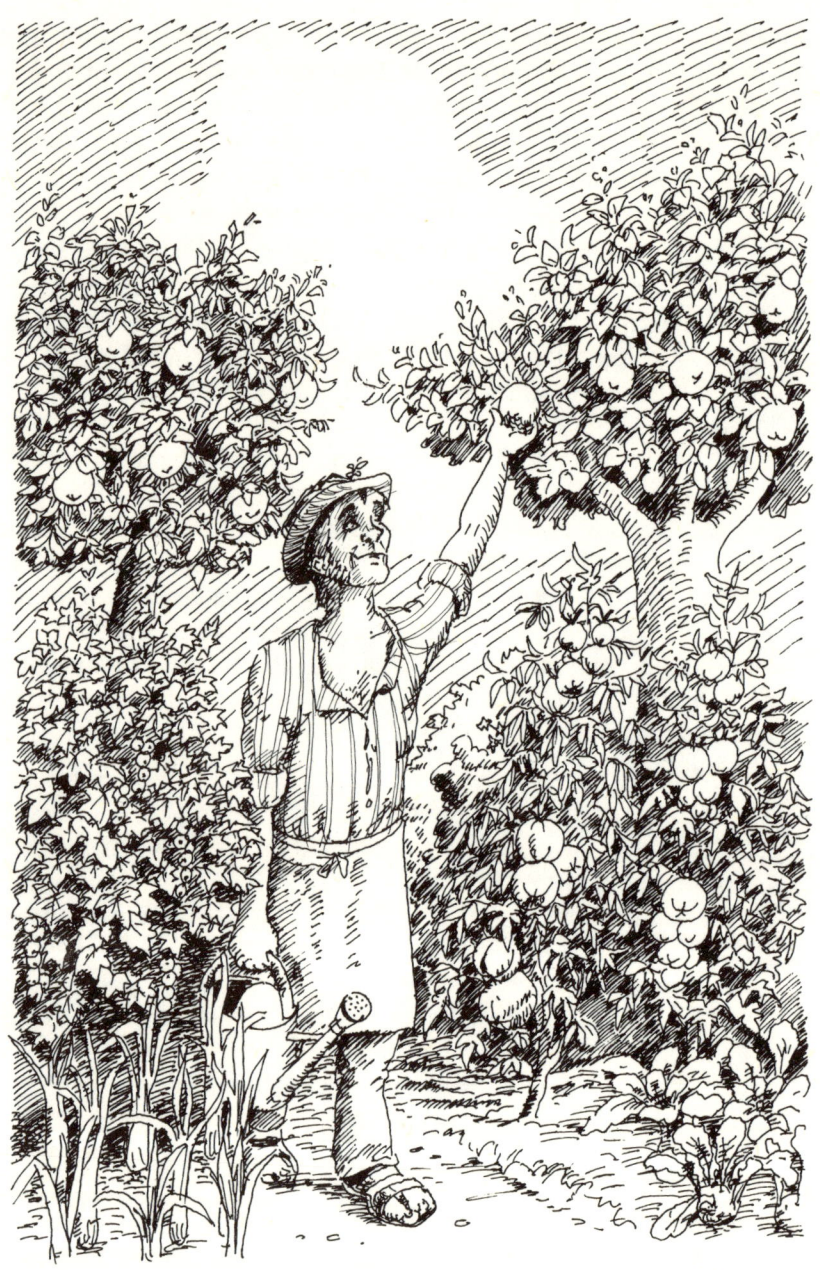

Bild 26: Gärtnermeister Frischhut in seiner Gärtnerei

Freunde, denen er nichts wegnahm, die ihm im Sommer und Herbst vielmehr bereitwillig ihre kostbare, süße Last schenkten, die aus ihren Zweigen herangewachsen war. Er tat ihnen damit einen Dienst. In all den Früchten und Beeren stecken ja die Samen für neue Bäume und Sträucher. Und indem Fridolin die Früchte und Beeren an alle seine Kunden weitergab, unterstützte er die Verbreitung der zugehörigen Bäume und Sträucher. Denn die Menschen warfen immer auch einen kleinen Teil des Obstes, das durch Transport und zu lange Lagerung schlecht geworden war, hinaus in den Garten. Dort konnten die Samen keimen und damit neue Pflanzen hervorbringen. Fridolin vermehrte auch seine Pflanzen im Garten. Er hatte sich eine regelrechte kleine Baumschule angelegt, wo er ein strenger, aber liebevoller Lehrer war.

Er ernährte sich vollständig von den Produkten seines gärtnerischen Bemühens. Zum Frühstück verspürte er oft keinen Hunger. Er trank deshalb nur ein Glas klaren Wassers, das aus einer Quelle im hinteren Teil seines Gartens sprudelte. Im Laufe des Vormittags verschwand dann in der Regel das eine oder andere Stück Obst in seinem Munde. Er hatte davon auch im Winter in Hülle und Fülle, denn er besaß einen tief in den Berg gegrabenen Keller, in dem er Obst und Gemüse über den Winter hin fachmännisch lagern und damit frisch halten konnte. Das Obst am Vormittag tat ihm gut, das fühlte er. Es war ihm, als ob es seinen Körper von innen her reinigte. Zugleich spürte er frische Kraft. In seinem schlichten Gemüt sagte er zu sich: "Das muß die himmlische Süße der Äpfel und Birnen, der Aprikosen und Pflaumen sein. Es ist mir, als ob mich schon kurze Zeit nach dem Essen ein Strom goldenen Lichts durchzieht." Er hatte oft solche Gefühle und Gedanken, behielt sie aber für sich, denn er wollte nicht als Spinner gelten. Denn alle behaupteten, man müsse am Morgen etwas Handfestes essen - Grütze oder Brot mit Käse -, um Kraft für den Tag zu erlangen. Er brauchte das nicht. Und seine sturmfeste Gesundheit und Bärenkraft gaben ihm Recht.

Zu Mittag aß er Gemüse und Salat. Blumenkohl und Kohlrabi, Karotten und rote Beete, Spinat, Mangold und Fenchel lachten ihm entgegen und den ganzen Winter über grub er sich frische Topinambur-Wurzeln aus, die selbst roh so köstlich schmeckten. Aus Spinat, Kopfsalat, Löwenzahn, Gurken und roten Paprikaschoten pflegte er sich mit etwas Leinöl einen köstlichen Salat zu mischen. Käse oder Sauermilch verirrten sich nur selten in seine Küche, Brot aß er nur gelegentlich eine Scheibe, wenn er im Gasthaus war oder eingeladen wurde. Fleisch verabscheute er, weil er nach jedem Fleischgericht, das er ausprobiert hatte, für ein bis zwei Tage einen unangenehmen Körpergeruch an sich verspürte. Dieser trat bei seiner üblichen Eßweise nie auf, auch dann nicht, wenn er im Schweiße seines Angesichtes ein Beet umgegraben hatte. Zu abend aß er schon gegen sechs Uhr. Er bevorzugte dann mehlig gekochte Kartoffeln mit Butter und dazu einen knackigen, frischen, grünen Salat oder, besonders im Winter, wenn draußen klirrender Frost herrschte, eine warme Suppe aus Wurzelgemüsen mit einer Handvoll Linsen als Einlage.

Nach dem Abendessen war er - außer im Winter - meist noch etwas im Garten mit leichteren Tätigkeiten beschäftigt. Er ging dann durch die Reihen von Sträuchern und Bäumen und schritt die Gemüsebeete auf und ab und sprach mit den Pflanzen, erkundigte sich nach ihrem Wohlergehen, redete den schwächlichen gut zu, spürte die spröde, feste Rinde der Bäume unter seinen Händen und lobte die Kürbisse, die auf der Südseite des Komposthaufens wieder so prächtig goldgelb und kugelrund aufgegangen waren. Wenn er die Früchte eines Baumes erntete, so bedankte er sich bei dem Baum. Und die Pflanzen verstanden ihn. Das wußte er. Sie liebten ihn, er liebte sie. Kein Wunder, daß bei ihm das beste Gemüse weit und breit wuchs. Für den Bäcker war das eine fremde Welt.


Die Backfabrik

Eines Nachts hat er jedoch einen Traum, der ihm die Augen öffnet. Er sieht sich um rund 150 Jahre in die Zukunft versetzt. Er steht mit einer Gruppe Frauen und Männer auf einem grossen Platz vor einem Gebäude, so groß und von einer so eigenartigen Bauweise, wie er es in seiner Heimatstadt noch nie gesehen hat. Auf dem Platz stehen Hunderte von bunten Blechkisten. Einige von ihnen bewegen sich stinkend hin und her, ohne daß Zugtiere vorgespannt sind. Bevor er sich jedoch näher damit beschäftigen kann, deutet ein Herr in vornehmem Anzug auf das Gebäude und sagt: "Gehn wir!" Dort steht mit Riesenbuchstaben:

# BROT-REICH
## WERK MÜNCHEN
### Keiner bäckt feiner!

Eine Backfabrik! Und der Herr im feinen Anzug mit dem Namen Heribert Machtnix der Public Relations Manager! Er ist zuständig für Werbung und für das Ansehen, das die Firma genießt. Er pflegt sozusagen den Ruf der Backfabrik und ist deshalb ein wichtiger Mann. Denn ohne guten Ruf kann eine Firma nicht viel verkaufen, und wenn sie nicht genug verkauft, dann muß sie schließen. Die Art und Weise, wie gebacken wird, muß der Besuchergruppe, zu der auch unser Freund Pumpernickel gehört, so vorgeführt werden, daß kein Zweifel an der Qualität der Backwaren auftritt.

Das ist keine leichte Aufgabe für Herrn Machtnix, denn er weiß sehr wohl, daß die Backwaren, die von diesen Fabriken aus an die Supermärkte verteilt werden, alles andere als natürliche, für den Menschen auf Dauer bekömmliche Nahrungsmittel darstellen. Das Mehl ist minderwertiges Auszugsmehl, das von den wertvollen Inhaltstoffen des vollen Korns nur noch die klebrige Stärke enthält. Man könnte ebensogut daraus Tapetenkleister machen. Und die vielen hundert künstlichen, für den Menschen schädlichen Fremdstoffe, die man nur hinzugibt, damit sich der Teig mit den elektrischen Maschinen schneller und problemlos verarbeiten läßt, damit er rascher backfertig wird, und damit das Brot trotz alldem schnittfest ist, locker bleibt und nicht schimmelt, alle diese Substanzen erwähnt er am liebsten gar nicht. Wenn er ausdrücklich danach gefragt wird, dann wie-

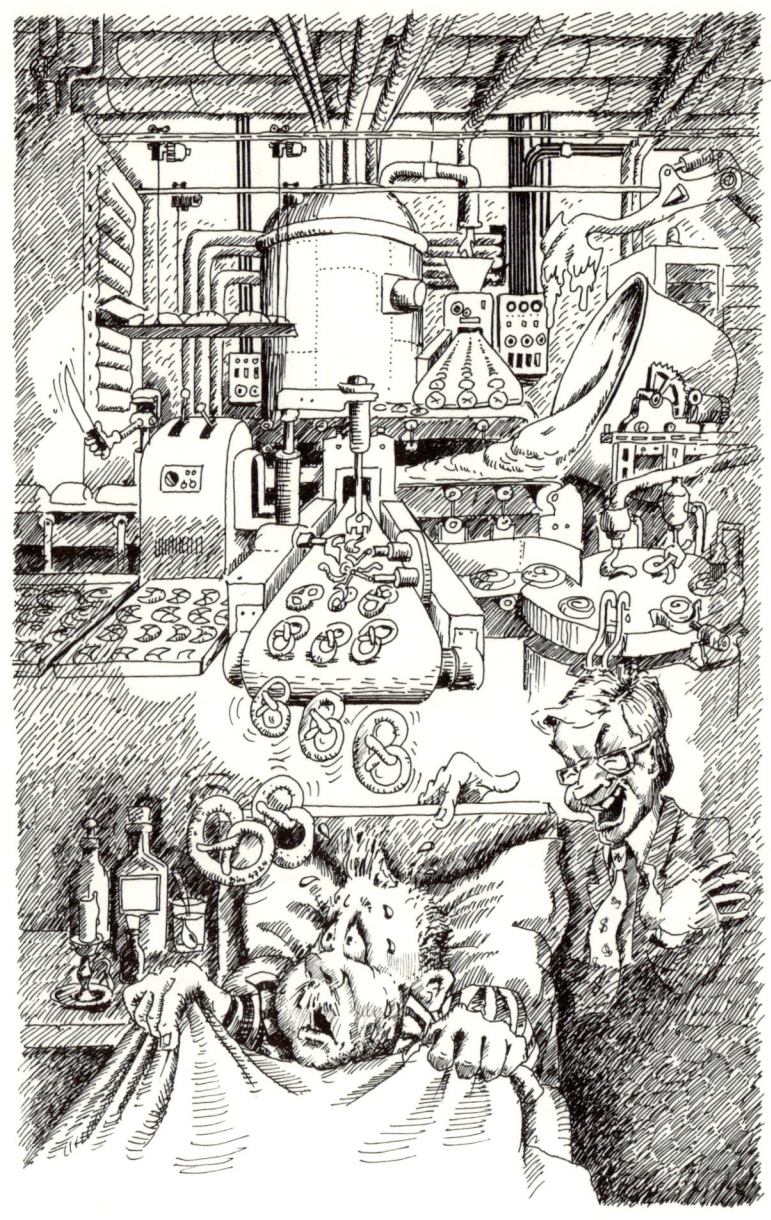

Bild 27: Pumpernickels Traum von der Backfabrik und von
Herrn Machtnix

70

gelt er ab: "Das macht nix, davon ist noch niemand gestorben."

Auf das Zeichen von Herrn Machtnix betritt die Gruppe die Fabrikhalle. "Hier ist das Warenlager mit dem Mehl und den anderen Zutaten", sagt er, "und hier wird der Teig für unser Landbrot bereitet." Da sind viele Bottiche aufgereiht, so groß, wie sie Pumpernickel noch nie gesehen hat. Und daneben stehen nicht etwa Bäckermeister, die das Mehl mit dem Wasser, dem Salz, den Gewürzen und dem Sauerteig vermischen. Nein! Mehl und Wasser kommen aus Rohrleitungen, wie von Geisterhand gesteuert, in genau den richtigen Mengen in die Bottiche, ohne daß Pumpernickel durchgeblickt hätte, wie das möglich ist, und große Schaufeln bewegen sich mit hoher Geschwindigkeit in den Bottichen und vermischen und kneten den Teig.

"Es ist alles elektronisch gesteuert", sagt Herr Machtnix, und Pumpernickel versteht nur "Bahnhof". Dann aber rappelt er sich auf und sagt: "Entschuldigen Sie bitte, aber ich möchte gerne wissen, wo das Mehl herstammt. Wo ist die Mühle? Ich bin nämlich mit einem Müllermeister befreundet, wissen Sie? Und außerdem, kommt denn außer Mehl und Wasser bei Ihnen nichts in den Teig? Wo bleibt denn der Sauerteig oder wenigstens die Hefe, damit das Brot locker wird? Oder backen Sie hier Fladenbrot?"

Herr Machtnix lacht gekünstelt und sagt schließlich: "Unser Mehl bringen die Tanklastwagen von der Firma "Goldstaub" aus Stuttgart. Dort wird es gemahlen und verladen und dann nach dem Transport vom Tanklastzug mit Druckluft direkt in unsere Lagertanks geblasen. Von dort wird es durch die Röhren, die sie hier sehen, in den Bottich geleitet. Keines Menschen Hand hat das Getreide oder das Mehl je berührt. Alles ist vollhygienisch. Und was die anderen Zutaten anbelangt: Wir arbeiten hier selbstverständlich nicht mit ordinärem Sauerteig oder der herkömmlichen Hefe. Das ist altmodisch und würde ja viel zu lange dauern. Hier muß es "zack zack" gehen. Die Firma "Goldstaub" liefert uns für jede Brotsorte schon die fertige Mehlmischung. Darin sind das Treibmittel und alle anderen Zutaten schon enthalten. So können wir hier ohne Unterbrechungen in nur zweieinhalb Stunden Brot backen."

"Aber der Teig muß doch ruhen, damit er gehen kann", sagt Pumpernickel in einer Mischung aus Erstaunen und Trotz. "Nicht bei uns", antwortet Herr Machtnix, "die Zeiten sind lange vorbei, oder leben Sie etwa im letzten Jahrhundert?"

Er schiebt die Besuchergruppe weiter zu einer Maschine, bei der der Teig wie eine Wurst aus einem Rohr herausgepreßt wird. Eine Schneidevorrichtung teilt die Teigwurst in einzelne Stücke, die dann durch Bleche, die sie von allen Seiten umschließen, in Form eines Brotlaibes gebracht werden. Von hier geht das Brot über ein Förderband direkt in den großen elektrischen Backofen. Das Brot bewegt sich vollautomatisch weiter durch den heißen Ofen und kommt am anderen Ende fertig gebacken wieder heraus. Die Besucher dürfen jeder ein Stück probieren.

Pumpernickel sagt fachmännisch: "Das schmeckt aber lasch und fade." "Das macht nix", sagt der Führer, "die Leute essen es sowieso immer mit Margarine und Wurst oder Marmelade. Dann merkt das keiner."

Und schon geht es weiter zur Abteilung für süßes Gebäck, und unser Freund kommt aus dem Staunen nicht mehr heraus, als er die vielen Zentnersäcke mit Zucker sieht und die vielen kreuz und quer durch den Raum verlaufenden Förderbänder, die Plätzchenmaschinen, die Zopfflechtmaschine, das Krapfenfrittierbad, die Blätterteig-Faltanlage, den Brezelautomaten, den Schneckenroller, den computergesteuerten Buttercremetorten-Verzierungsroboter.......


Atemnot

Ihm wird schwindlig, der Blick verschwimmt, und als er wieder zu sich kommt, sieht er eine Tür vor sich mit dem Schild:


KAROLA WANDMAKER
ERNÄHRUNGSBERATERIN

"Was das nun wieder ist", hört er sich murmeln. Die Tür öffnet sich, und vor ihm steht eine schlanke, gesund aussehende, blonde Mitvierzigerin und strahlt ihn aus zwei blauen Augen an. "Nur immer hereinspaziert", sagt sie, "ich habe Sie schon erwartet. Für Bäckermeister habe ich ein besonderes Programm. Die sind zu sehr mit ihrem Brot verheiratet. Der Besuch der Brotfabrik war nur der erste Teil. Jetzt wissen Sie, was für ein Kunstprodukt aus ihrem Brot in 150 Jahren geworden ist. Es gibt heutezutage nur noch wenige Bäcker, die Vollkornbrote und Gebäck nach Ihren Rezepten ohne Fremdstoffe backen. Aber auch das nutzt den Leuten wenig, solange sie so viel davon essen, solange sie es nicht gründlich kauen und solange sie es immer mit Wurst, Käse oder Marmelade verspeisen. Sie können das Brot dann nicht richtig verdauen und werden krank davon - wie Sie."

Pumpernickel will nicht begreifen, was die kluge und freundliche Dame mit den letzten Sätzen meint. Noch ehe er protestieren kann fällt sein Blick auf ein Plakat an der Wand. Es zeigt einen furchtbar hustenden Menschen. "Der hat gerade einen Asthma-Anfall - genau wie ich manchmal", denkt er. Darunter steht ein Satz mit großen Buchstaben. Langsam und laut liest er:

## "Brot schafft Atemnot"

Der Mund bleibt vor Schrecken geöffnet. Das hätte er nie gedacht! Spielt ihm seine Angst einen Streich? Ist dies ein böser Alptraum? Aber hier steht es schwarz auf weiß: "Brot schafft Atemnot". Angstschweiß bricht aus, er ringt nach Luft, keucht, windet sich.

"Ich hol dir gleich deine Tropfen", sagt seine Frau und steigt aus dem Bett, "das wird auch immer schlimmer mit dir. Hast du schlecht geträumt?" fragt sie. Stumm nickt er, nimmt seine Tropfen und schläft unruhig bis zum allzufrühen Morgen. Bäcker müssen bekanntlich mit den Hühnern aufstehen.

Den Tag über hat es Meister Pumpernickel schwer. Immer wieder geistert in seinem Kopf jener verhängnisvolle Satz herum, den er in der Praxis der Ernährungsberaterin gelesen hat. Ein niederschmetternder Satz für einen deutschen Bäcker! Und wie sehr er sich auch bemüht, er kommt nicht davon los. ”Es war doch nur ein Traum”, sagt er zu sich, ”und Träume sind Schäume.” Und: ”Wenn das wahr wäre, dann gäbe es doch nicht schon seit vielen tausend Jahren Brot, dann hätte mich mein Vater doch nicht Bäcker werden lassen!”

## Fridolins rettender Rat

”Ich muß meinen Freund Fridolin fragen. Vielleicht weiß der, was das sein soll”, entschließt er sich endlich. Kaum ist die wichtigste Arbeit erledigt, verläßt er das Haus und sucht den Freund in dessen Garten auf. Lange drucksst er herum, er kann, er will den verhängnisvollen Satz nicht wiederholen. Fridolin tritt hinter den Stuhl, auf dem er sitzt, und fängt an, zuerst sachte und dann fester die Schultern und den Rücken zu massieren. Die Anspannung löst sich. Pumpernickel bricht in Tränen aus. Schließlich sagt er mit totenbleichem, schmerzlich verzogenem Gesicht und zittrig-leiser Stimme: ”Brot schafft Atemnot”, und hastig fügt er hinzu: ”Das stimmt doch nicht, oder?”

Fridolin läßt die Frage eine Weile im Raum stehen. ”Ich esse so gut wie kein Brot, ich weiß das nicht, du müßtest das wissen”, sagt Fridolin schließlich sachte und jeden Anschein eines Vorwurfes vermeidend. ”Übrigens, wie geht es eigentlich deinem Asthma?” fragt er nach einer Pause.

”Das ist es ja, was mich beunruhigt”, sagt der Bäcker niedergeschmettert, ”es wird immer schlimmer, die Anfälle häufen sich. Erst heute nacht hatte ich einen besonders schlimmen”, und kleinlaut fügt er die entscheidende Frage hinzu, die er sich bisher nicht zu fragen gewagt hatte: ”Meinst du, das Asthma kommt daher, weil... weil... ja weil ich fast nur von Brot und Mehlspeisen lebe?”

”Ich weiß nicht”, sagt Fridolin, ”aber ich weiß, daß ich kein Brot und keine Nudeln und Spätzle esse und daß ich kerngesund bin. Probier´s doch mal aus! Laß doch einfach Brot und

Mehlspeisen für ein paar Wochen weg. Sie laufen dir ja nicht davon. Wenn das Asthma verschwindet, hast du des Rätsels Lösung, wenn nicht, dann kannst du ja wieder so essen wie zuvor."

"Aber was soll ich denn dann essen", jammert der Bäcker, und die Verzweiflung steht ihm ins Gesicht geschrieben.

"Ich werde dich täglich mit frischem Obst und Gemüse versorgen", verspricht Fridolin Frischhut. "Du wirst eine Weile so leben wie ich", sagt er und strahlt seinen Freund mit seinen warmen, vertrauenserweckenden Augen an.

Der Bäcker schöpft Hoffnung und meint schließlich: "Wenn du mir hilfst, dann probier` ich`s aus, schlimmer kann`s allerweil nimmer werden."

Und so ändert sich der Speisezettel von Bäckermeister Pumpernickel drastisch. Es ist nicht leicht für ihn. Den ganzen Tag backen und nichts davon essen, das ist schon eine harte Prüfung. Aber er hält durch. Schon nach zwei Tagen zeigen sich die ersten Änderungen. Er bekommt Schnupfen und Husten, und Unmengen von Schleim verlassen seinen geplagten Körper. Drei Tage geht das so, und er hätte aufgegeben, wenn Fridolin ihn nicht so gut unterstützt und wenn die Bäckermeisterin ihm nicht immer wieder zugeredet hätte. Eine richtige Reinigung war das, so als ob man einen Kuhstall ausmistet. Von Tag zu Tag schmeckt das Obst jetzt besser, und das Gemüse ist eigentlich auch nicht zu verachten, wenn man es nur nach den Rezepten von Fridolin richtig zubereitet.

Der hat der Bäckersfrau genaue Anweisungen gegeben. Pumpernickels jahrzehntelang geplagter Körper wird innerlich reiner, der Atem geht leichter, die Treppen kann er wieder besser steigen, und einige Pfunde hat er abgenommen. Fridolin verordnet ihm einige Stunden Gartenarbeit täglich ‑ an der frischen Luft und in der Sonne. Wie herrlich sich das anfühlt!

Nun sind schon vier Monate vergangen, und an Asthma denkt Pumpernickel nicht mehr. Dafür hat er seinen Freund, den Müller Drehwurm, überzeugt. Der ist jetzt auch Kunde von Fridolin, und auch ihm geht es von Tag zu Tag besser. "Wenn ich

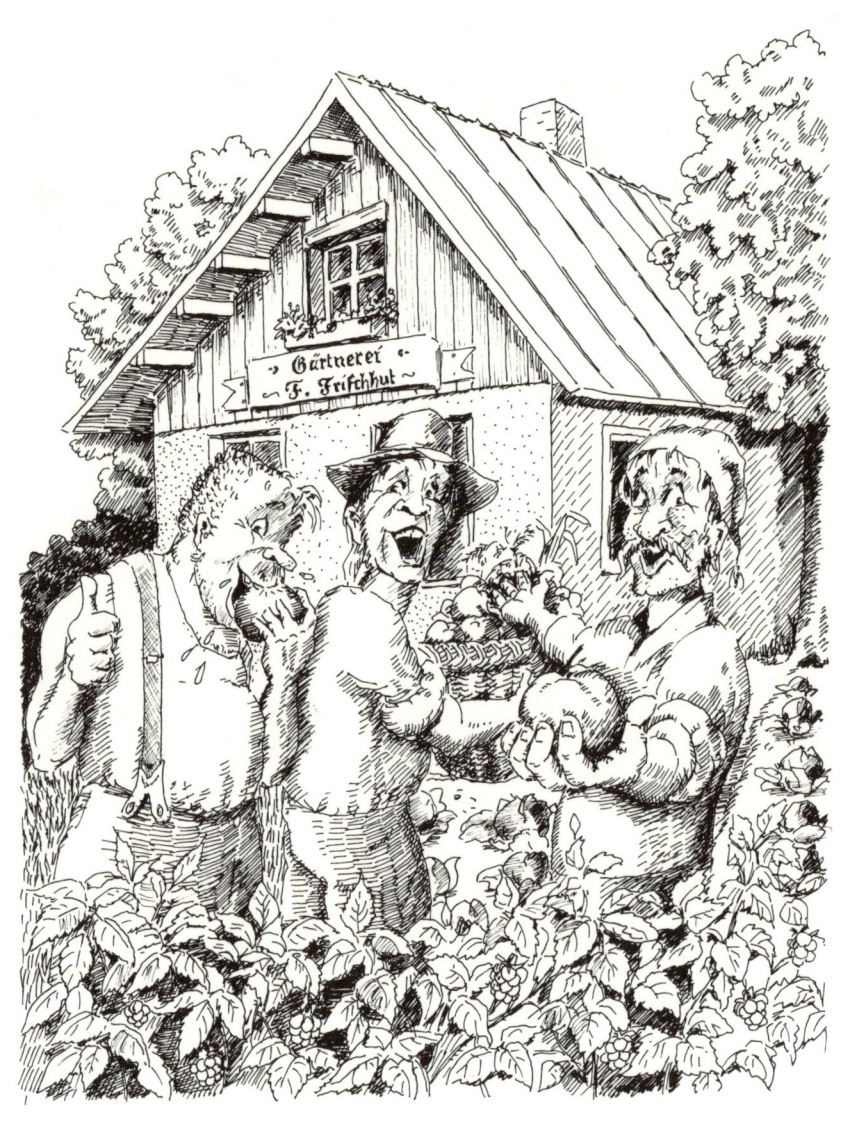

Bild 29: Die drei Freunde in Fridolins Gärtnerei

doch nicht Müller geworden wäre", sagt er schließlich. "Jetzt muß ich mir einen neuen Beruf suchen."

Der Bäcker denkt genauso. Und so wird die Prophezeihung der Ärzte, daß die beiden ihren Betrieb frühzeitig an ihre Söhne abgeben müßten, doch noch wahr, nur unter völlig anderen Voraussetzungen. Der Bäcker organisiert jetzt den Verkauf von Fridolins Obst und Gemüse, und der Müller wird Gemeindediener. Brot, Gebäck und Mehlspeisen haben die beiden ganz und gar vergessen, und jedermann in der Stadt staunt über das "Wunder", daß sie wieder so gesund geworden sind. Ihr Geheimnis verraten sie aber nur denjenigen, die es auch hören wollen. Und wenn sie nicht gestorben sind, dann leben sie noch heute.

# Die Petersilienkönigin

Im hohen Norden, in Jütland, in Dänemark, lebte vor etwa fünfzehn Jahren ein kleines Mädchen, das ihre Mutter mit dem Namen "Pusser" rief, was wohl an ein Kätzchen erinnern sollte. Ihr offizieller Name war Jenny Uldum Christiane Fruergard. Jenny hieß sie, weil ihr Großvater es so wollte, Uldum, weil die Großmutter und deren Mutter und Großmutter und so weiter schon immer so geheißen hatten, und auf Christiane hatte die Gemeindeschwester gedrängt. Fruergard aber bedeutete so viel wie Frauenhof, und daraus wurde keiner so recht schlau. Der Vater hatte den Namen mitgebracht und gab ihn einfach an die Tochter weiter, ohne zu fragen, ob sie ihn überhaupt wollte. Und so geschah es mit vielen Dingen. Aber wir wollen nicht vorgreifen.

Der Hühnerhof

Pusser lebte mit ihrer Mutter und Großmutter in dem kleinen Ort Herning in der Bahnhofstraße 24 am Ortsrand in einem kleinen Häuschen, das der Großvater, zu Zeiten, als er noch gesund und kräftig gewesen war, aus Holz, Dachpappe und einer Handvoll Nägel zusammengezimmert hatte. Es steht schon lange nicht mehr. Damals aber bot es ein bescheidenes Zuhause, zumal es an ein Gärtchen angrenzte. Dort wuchsen Salat, Gemüse, Beeren und ein wenig Obst, so daß sich die Familie trotz bescheidener Verhältnisse besonders im Sommer recht gut ernähren konnte.

Was waren das für schöne Sommer! Den ganzen Nachmittag konnte sie draußen herumtollen und im Garten verbringen. Die Petersilien-Prinzessin wurde sie damals genannt, weil sie immer wieder bei den Beeten vorbeischlich und die duftenden Kräuter zupfte und in den Mund schob. Auch die Karotten und Zuckererbsen hatten es ihr angetan und natürlich die köst-

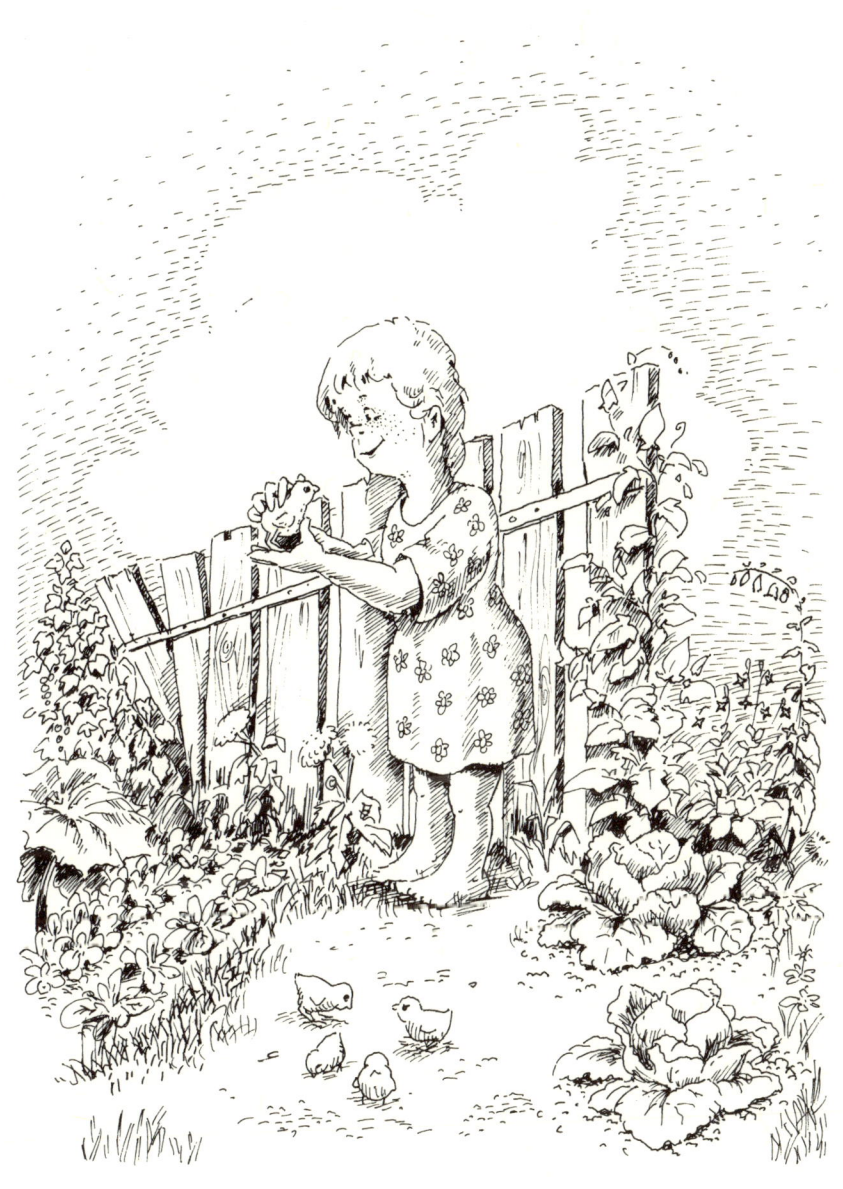

Bild 30: Pusser auf dem Hühnerhof

79

lichen Erbeeren und Himbeeren. Wenn Großmutter sie in den Garten schickte, um ein Eimerchen für Marmelade zu ernten, dann dauerte es lange, denn mehr als die Hälfte dieser süß-würzigen Leckerbissen verschwand in Pussers Mäulchen.

Oft traf sie sich mit den Nachbarkindern, und dann naschten sie um die Wette. Einmal beobachtete die Mutter die Kinder im Garten, wie jedes von ihnen mit einem Löffel ein Loch in den Boden grub. ”Was macht ihr denn da?” fragte sie.

”Wir graben nach Chinesen”, erklärte Pusser, ”die sollen doch unter uns auf der anderen Seite der Erdkugel wohnen.”

”Ob ihr jemals so weit kommt?” fragte sie. Sie ließ die Kinder weiter graben. Sie würden das Mißverständnis schon selbst herausfinden.

Und dann kam der große Tag, an dem Großvater mit einem Karton vom Markt eintraf. Der Karton hatte einen Deckel mit Löchern, aus denen es aufgeregt piepste. Er ließ sich nicht lange bitten und öffnete: hellgelbe, flauschige Knäuel tummelten sich im Karton, Küken, eben erst aus dem Ei geschlüpft. Wenn Pusser sie auf die Hand nahm, konnte sie kaum das Gewicht spüren. Diese Tierchen hatte sie sofort ins Herz geschlossen, sie wurden ihre Freunde, die sie beschützte und denen sie von nun an täglich mehrmals zu fressen gab. Zuerst bekamen sie feingehackte Brennesseln und anderes Grünzeug, später Küchenabfälle und Körner. Die Hähnchen und Hennen wuchsen heran, bis sie wohl ein Pfund und mehr wogen.

Eines Tages, Pusser kommt eben von der Schule nach Hause, sieht sie die Großmutter, wie sie einem Hühnchen mit der Axt den Kopf abschlägt. Das Hühnchen rennt ohne Kopf über den Hof, bis es torkelnd hinfällt und unter Zuckungen verendet. Ein andermal hält der Großvater ein Hähnchen an Krallen und Körper und schlägt den Kopf so lange auf die Kante der Mülltonne, bis es tot ist. Der Hals wird aufgeschnitten, das Blut spritzt heraus.

Pusser zuckt zusammen, ihr wird übel, sie weint. ”Ihr nehmt mir meine Freunde weg”, schreit sie vor Wut und Enttäuschung. Und dann muß sie zu allem Überfluß auch noch

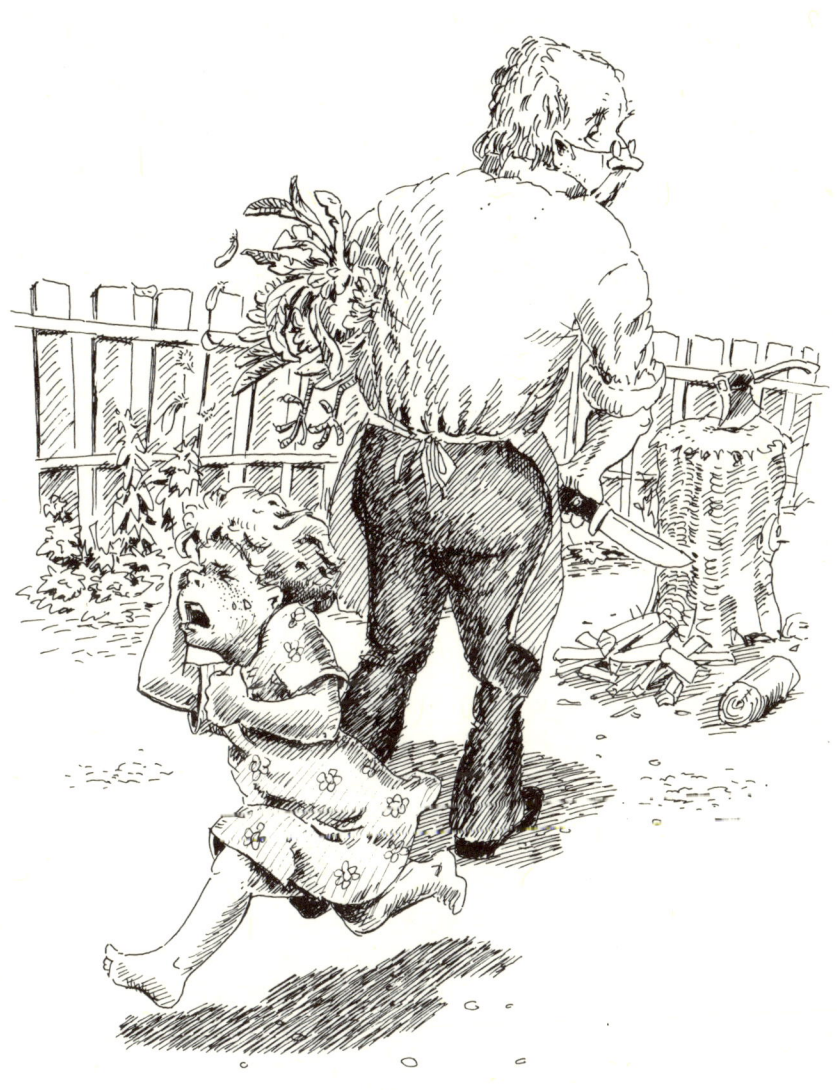

Bild 31: Großvater beim Hähnchenschlachten

helfen, das Geflügel zu rupfen. Die Großmutter überbrüht die geschlachteten Tiere mit kochendem Wasser, das sich mit Pussers Tränen vermischt, als sie tapfer Feder um Feder abzupft.

Am Abend steht das Fleisch gebraten auf dem Tisch. Pusser soll davon essen! Was für eine Zumutung! "Man hätte mich wenigstens fragen können", denkt sie. Wie könnte sie, die Petersilien-Prinzessin, ihre Freunde essen? "Ich esse nichts davon", erklärt sie klipp und klar, dreht sich um und geht. Sie hat den ganzen Tag die Früchte des Gartens gegessen, das genügt. Die Großeltern lassen sie gehen und müssen den Braten allein verzehren. Doch diesmal schmeckt er ihnen nicht so gut wie früher. Woran das wohl liegt?

Pusser aber kann das Ereignis nicht so schnell vergessen. Noch Jahre später denkt sie daran, und es wird ihr klar, daß die meisten Menschen kein Fleisch essen würden, wenn sie die Tiere selbst großziehen und schlachten, ausnehmen und zerlegen müßten.

Junk Food

Als Pusser zwölf Jahre alt wird, zieht sie mit ihren Eltern in die große Stadt, nach Kopenhagen. Es ist die Hauptstadt von Dänemark. Pussers Eltern, selbst starke Fleischesser, haben sich inzwischen daran gewöhnt, daß ihre Tochter Vegetarierin ist. Ihr Vorurteil, daß man ohne Fleisch, Eier und Milch, Yoghurt und Käse nicht genug Eiweiß erhält, haben sie - zumindest in Bezug auf ihre Tochter - aufgeben müssen. Eine Untersuchung beim Arzt hat bestätigt, daß Pusser völlig gesund ist und keinen Mangel leidet.

Die paradiesischen Zeiten im eigenen Garten sind jetzt allerdings vorbei. Und da Pusser - im Sternbild des Stiers Ende April geboren - gerne gut ißt, muß sie sich schon etwas einfallen lassen. Sie ist weitgehend auf sich selbst gestellt, eben weil ihre Eltern so ganz anders essen. Außerdem sind sie beide berufstätig, und so muß Pusser sich selbst Essen kaufen und herrichten. "Wenn ich an deiner Stelle wäre", sagt ihre Freundin Bitten, "dann würde ich jeden Tag Hamburger, Pommes mit

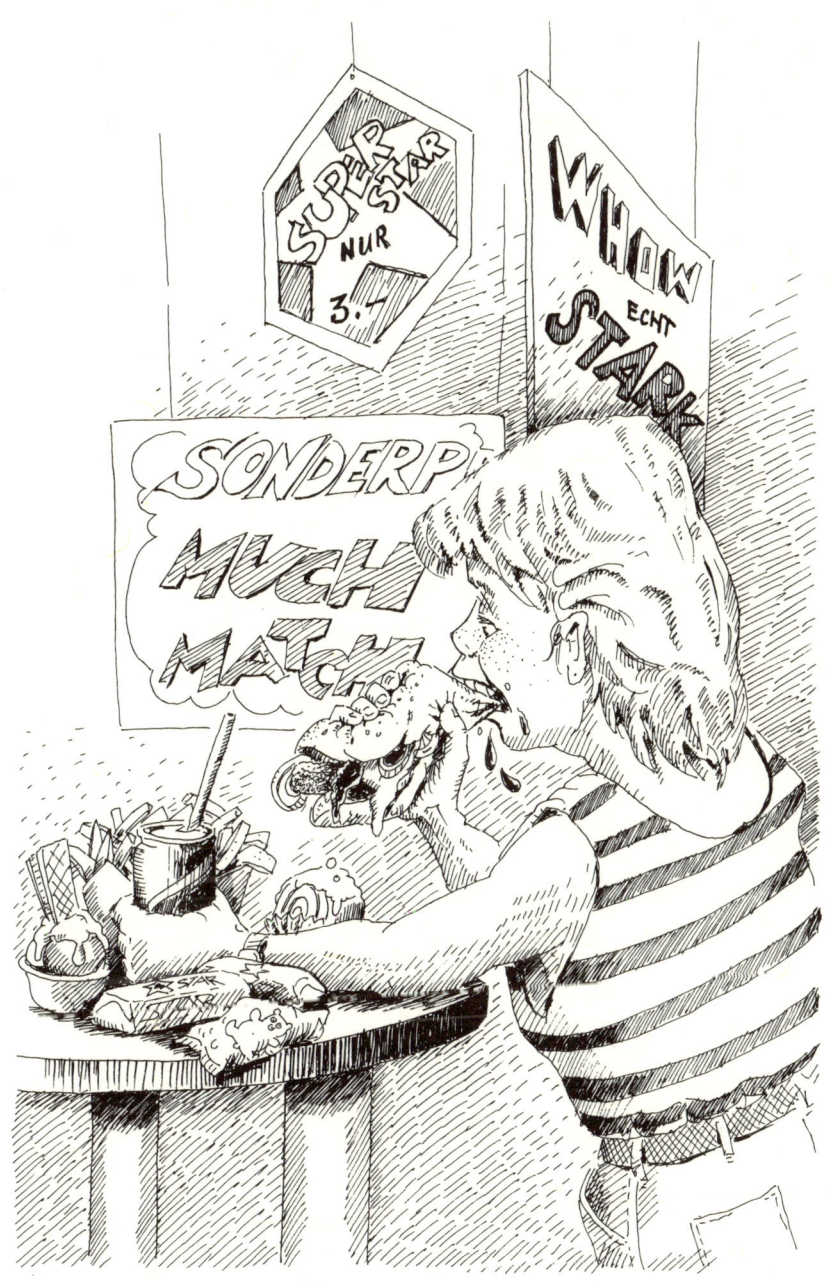

Bild 32: Pusser beim MacAmerikaner

Ketchup und Spaghetti mit Tomatensauce essen - Schokoriegel und Kuchen nicht zu vergessen."

Pusser aber macht sich aus diesen Dingen nur wenig. Da sie aber immer wieder von ihren Klassenkameradinnen gehänselt wird - sie nennen sie nur noch "grüne Maus" - beschließt sie, den Junk Food vom Mac-Amerikaner, vom Billig-Italiener und vom Kiosk auszuprobieren. Junk Food ist ein englischer Ausdruck für minderwertiges Essen, wörtlich: Wegwerf-Essen.

Zum Frühstück ißt sie Marmeladebrot. In der Schulpause mampft sie süße Stückchen vom Zuckerbäcker: Quarktaschen, Nußschnecken, Krapfen, Bienenstich mit Puddingfüllung und so weiter. Dänemark hat da besonders viel zu bieten! Mittags zieht sie sich einen Doppeldecker mit Pommes frites rein, und abends kocht sie sich selbst Spaghetti, die sie mit einer Tomaten-Fertigsoße aus dem Supermarkt würzt. Häufig geht sie auch mit ihren Freundinnen zum Billig-Italiener, wo die Mädchen große Mengen an Lasagna, Nudeln mit Fleischsoße oder Pizza mit Salami und viel Käse verschlingen.

Pusser versucht, tapfer mitzuhalten. Schließlich will sie nicht ständig als Außenseiter gelten. Die Umstellung auf das Leben in der Stadt hat schon genug Probleme bereitet. Es ist zunächst auch gar nicht so schwer, die neuen Eßsitten mitzumachen. Im Laufe der folgenden Wochen und Monate stellt Pusser aber Veränderungen an sich fest, die sie gar nicht mag: Sie fühlt sich häufig voll und träge. Morgens findet sie kaum aus dem Bett, und in der Schule ist sie viel weniger aufmerksam als zuvor. Das fällt sogar den Lehrern auf. "Du machst jetzt so viele Flüchtigkeitsfehler", sagt die Dänischlehrerin, "das bin ich von dir nicht gewohnt." Und in Mathe vergißt sie die Formeln, die sie früher spielend beherrschte.

Bisher war sie immer schlank, kräftig und sportlich gewesen. Am liebsten hatte sie mit Jungens gespielt. Nach wenigen Monaten der neuen Kost beginnen sich am Bauch, an den Hüften und Oberschenkeln Pölsterchen anzusetzen. In nur vier Monaten hat sie acht Kilogramm zugenommen. Ihr Gesicht ist nicht mehr frisch und straff, sondern eher blaß und aufgeschwemmt.

"So gefalle ich mir aber gar nicht", denkt sie. "Ich werde mei-

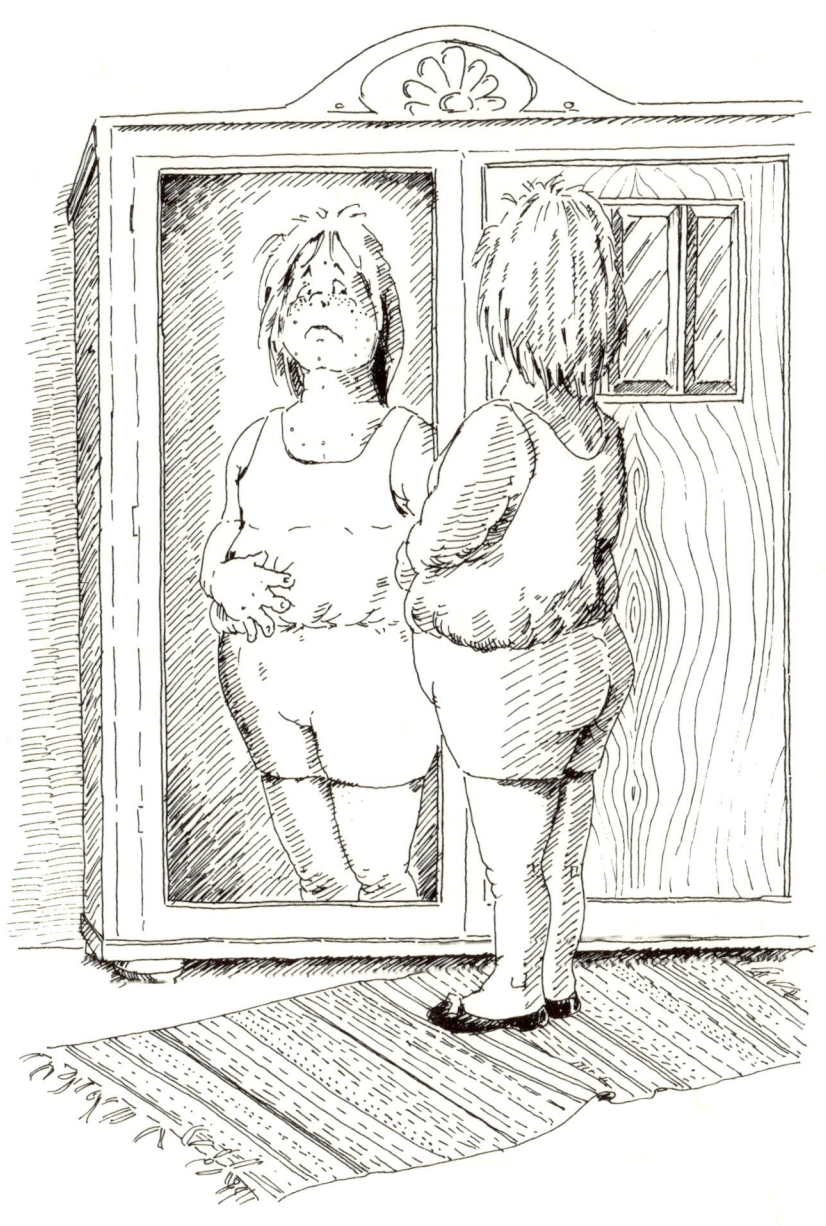

Bild 34: Pusser vor dem Spiegel

85

nen Klassenkameradinnen, die mich zu dem neuen Essen überredet haben, immer ähnlicher. In Sport sind meine Leistungen gesunken. Außerdem bin ich dauernd müde und unlustig. Mein ganzer Unternehmungsgeist ist dahin. So geht das nicht weiter." Sie überlegt, wie sie es anstellt, wieder gesünder zu essen, ohne daß die Freundinnen das sofort merken und sie wieder zum Außenseiter wird.

Da kommt sie auf die Idee, zunächst einfach das Frühstück wegzulassen. Das merkt niemand. Wenn sie ehrlich zu sich selbst ist, dann muß sie zugeben, daß sie morgens sowieso meist keinen Appetit hat. Häufig ist das sogar noch in der Schulpause so. Sie besorgt sich deshalb Obst und ißt in der Pause einen Apfel, eine Birne oder eine Banane. Mittags bestellt sie statt eines Doppeldeckers mit Pommes jetzt einen einfachen Burger mit Salat. Das bekommt ihr besser, und sie braucht sich trotzdem nicht von den Freundinnen abzusondern. Und wenn sie abends allein zu Hause ißt, dann greift sie wieder zu Salat oder Gemüse. Karotten knabbert sie dann, Radieschen und Kohlrabi.

Und sofort merkt sie den Unterschied. Sie nimmt innerhalb weniger Tage drei Kilogramm ab. In den folgenden Wochen wird sie wieder wacher und unternehmungslustiger. Und vor allem, die lästigen Pickel, die sie mit Creme und Puder nur mangelhaft hatte überdecken können, verschwinden wie von Zauberhand. Sie sieht wieder richtig schön aus. Vor allem achtet sie darauf, daß möglichst wenig Zucker in ihrer Nahrung ist. "Richtig süchtig wird man auf das Zeug", spricht sie zu sich selbst, "wenn man einmal damit anfängt, will man immer mehr und mehr."


Geheimbund "Frisch"

Natürlich bleibt Pussers Veränderung den Klassenkameradinnen doch nicht verborgen. Nach einigem Zögern teilt Pusser ihr Geheimnis mit. Die Mädels staunen nicht schlecht. Pickel und Fettpölsterchen sind auch ihnen ein Graus. Und so beschließen sie, einen Versuch zu wagen.

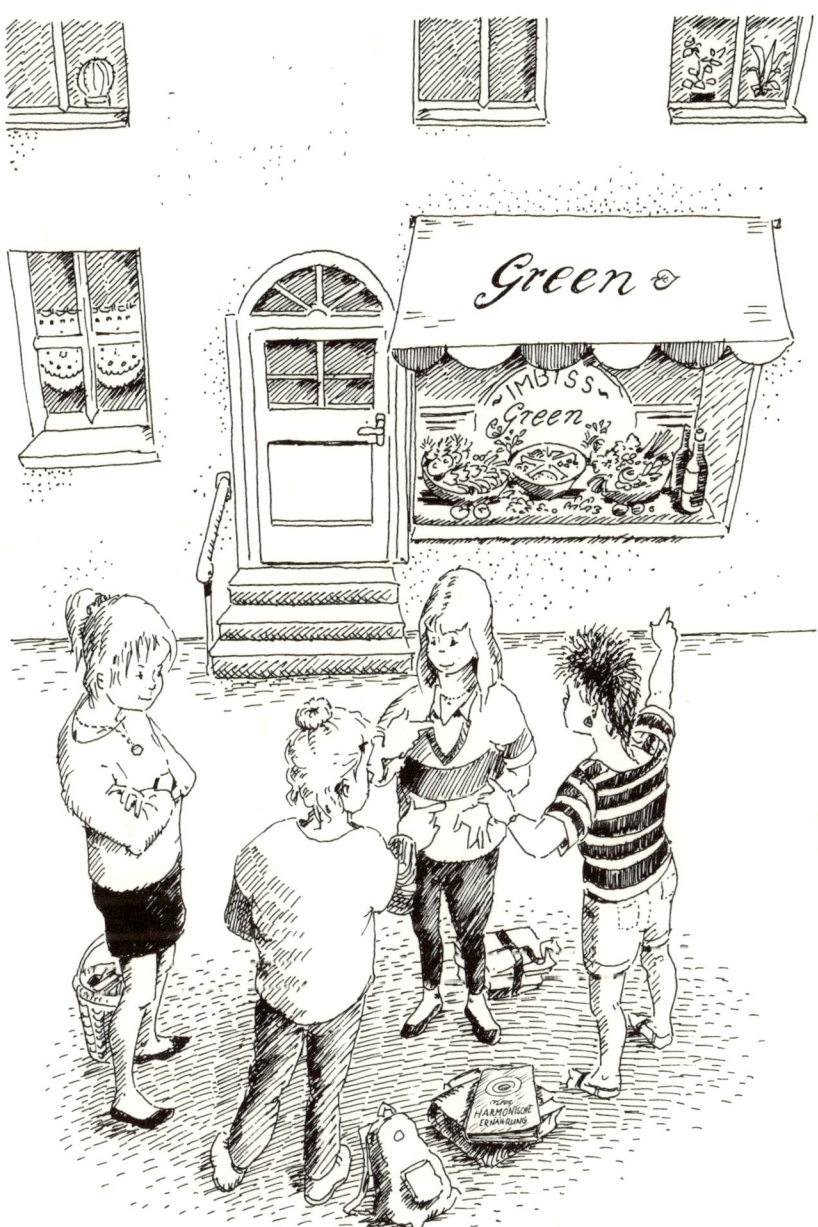

Bild 34: Geheimbund "Frisch"

"Das wichtigste ist, daß ihr vormittags nur Obst eßt, denn in dieser Zeit ist der Körper damit beschäftigt, alles auszuscheiden, was er nicht braucht. Wenn ihr üppig frühstückt und in der Schulpause Kuchen eßt, können die giftigen Überreste eurer schlechten Ernährung nicht aus dem Körper heraus und müssen ihn stattdessen durch Pickel verlassen", erklärt Pusser.

Das alte Lesepferd Pusser - wie man in Dänemark statt Leseratte sagt - hat inzwischen in einer Bibliothek ein Buch über gesunde Ernährung entdeckt und darin geschmökert. Jetzt weiß sie nicht nur vom eigenen Körper her, was ihr gut tut, sie kann auch sagen, wie der Körper Schwerstarbeit leisten muß, wenn er zum Beispiel Pizza vorgesetzt bekommt.

"Die mag er nämlich gar nicht." - "Das gilt auch für die Burger", fährt Pusser fort. "In Pizza wie in Burgers sind Pizzateig bzw. Brötchen kombiniert mit Salami und Käse oder Fleisch und Käse. Solche Kombinationen kann der Magen von Natur her nicht richtig verdauen. Und alles, was man nicht rasch und vollständig verdauen kann, macht dick und krank, müde und streitsüchtig."

"Die vielen süßen Sachen zerstören eure Zähne. Man nennt das Karies. Und außerdem bringt er die Versorgung eures Körpers mit Energie durcheinander." Die Mädels staunen nicht schlecht über das, was Pusser ihnen berichtet. Sie sind besonders deshalb beeindruckt, weil sie, ohne daß sie direkt daran denken, spüren, daß Pusser sich nicht einfach etwas angelesen hat und das jetzt nachbetet, sondern daß sie aus eigener Erfahrung spricht. Sie fühlen sich mit ihr verbunden, weil sie viele Monate so gegessen hat, wie sie es tun. Sie macht sich nicht über sie lustig, sondern teilt nur einfach ihre Erfahrungen mit, ohne sich aufzudrängen oder sie überreden zu wollen.

So schließen die Mädchen einen Geheimbund. Er nennt sich: "Geheimbund frisch". Das übliche Frühstück lassen sie von nun an weg. Sie trinken stattdessen etwas Wasser oder frisch gepreßten Fruchtsaft, zum Beispiel Orange. In der Schulpause essen sie Obst, das sie sich selbst mitbringen. Mittags gehen sie in einen vegetarischen Imbiß mit dem Namen "Green". Dort gibt es viele verschiedene Sorten rohe Salate, lecker zubereitetes Gemüse, Getreidebratlinge und sogar Vollkorngebäck ohne Zucker. Qualität hat seinen Preis, diese Köstlichkeiten sind nicht billig. Deshalb trifft sich der Geheimbund auch häufig bei Pusser, denn ihre Eltern sind tagsüber nicht zu Hause. So können sie in der Küche selbst Salate zubereiten. Abends halten sie sich mit den schweren, konzentrierten Speisen, wie Nudeln, Brot, Reis oder Fleisch, Wurst und Fisch, sehr zurück und bevorzugen Gemüse, Salat und Obst.

Jeden Tag diskutieren sie über die Folgen der neuen Kost. Einige der Mädchen klagen nach der Umstellung über Kopfschmerzen und Übelkeit. Zwei andere Mädchen liegen sogar mehrere Tage im Bett und haben eine starke "Erkältung". Pusser erklärt, wie das zustande kommt. "Das ist die Folge davon, daß wir jetzt endlich dem Körper die Gelegenheit geben, alte Gifte und Überreste einer schlechten Verdauung auszuscheiden. Das bedeutet keinesfalls, daß in unserer neuen Ernährung nicht alles enthalten ist, was der Körper braucht. Jetzt dürfen wir nicht aufgeben. Das sind die kritischen Tage, die es zu überstehen gilt. Wenn wir innerlich rein sind, kehren sie nicht wieder, vorausgesetzt, wir essen weiterhin gesund. Wenn sich solche Entgiftungserscheinungen zeigen, dann ist es am besten, wenn man im Bett bleibt und möglichst wenig ißt und nur Wasser oder frisch gepreßten Obst- oder Gemüsesaft trinkt."

Tatsächlich sind diese kritischen Tage bald überstanden, und "Geheimbund frisch" trifft sich wieder vollständig im Park unter einer alten Ulme. Nach vier Monaten zieht die Gruppe Bilanz: Als erste spricht Bitten: "Ich danke euch, daß ihr mich in den vergangenen Wochen unterstützt habt, denn allein hätte ich das alles nicht geschafft. Ich bin so glücklich, daß ich den Versuch gewagt habe, denn es geht mir jetzt so unglaublich besser, wie ich es nie zu hoffen gewagt hätte."

Die anderen klatschen Beifall und erklären, daß sie genauso empfinden. Alle haben sie überflüssiges Gewicht verloren, die einen mehr, die anderen weniger. Ihre Gesichtshaut ist rein und glatt geworden, Creme und Puder brauchen sie nicht mehr, die Haare sehen voller und glänzender aus. Jedes der Mädchen kann bestätigen, daß es sich leichter, angenehmer und wacher fühlt. Sogar den Lehrerinnen ist es schon aufgefallen, daß sie aufmerksamer sind und besser mitarbeiten.

"Es wird nichts verraten, bis uns jemand ernsthaft fragt", das ist eine der Grundregeln des Geheimbundes. "Wir wollen unsere Erkenntnisse nur denjenigen mitteilen, die wirklich daran interessiert sind, die sich selbst verbessern wollen, die ausprobieren wollen, ob sie durch eine verbesserte Ernährung gesünder und fitter werden. Diejenigen, die nicht schon von sich aus spüren, daß sie an sich ernsthaft etwas verändern sollten, interessieren uns nicht. Wir wollen nicht sinnlos herumdiskutieren oder unsere Erkenntnisse jemandem aufdrängen, der sie nicht haben will", sagt Pusser.

Da es ihnen aber so gut geht, werden sie bald öfter gefragt, welches ihr Geheimnis sei. Sogar die Lehrerinnen holen sich jetzt Rat bei Pusser und ihren Freundinnen. Pusser erklärt dann gerne und verweist auf das Buch, das ihr und ihren Freundinnen so gut geholfen hat.

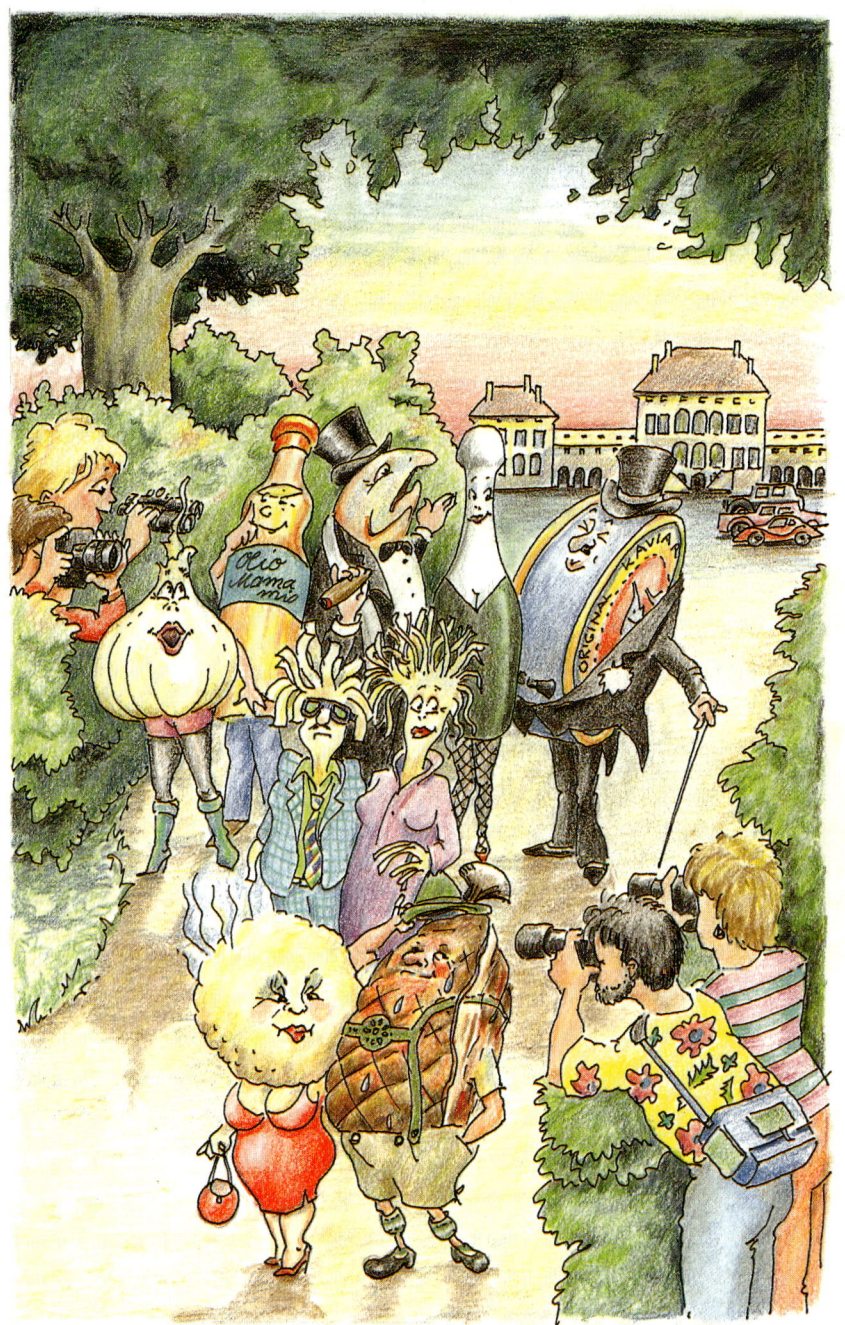

Bild 35: Ankunft der Gäste

# Die Heiratsvermittlung in Lemiland

"Der Klub der ›Einsamen Herzen‹ lädt ein", stand da in großen Buchstaben. Maximilian Kassler faltet die Zeitung ganz auf und schlägt sie nach rückwärts um. "Das muß ich mir genauer ansehen", denkt er. Er fühlt sich schon seit langem mißverstanden, falsch behandelt. "Ich brauche eine neue Freundin." Er liest weiter. "In einem herrlichen Schloß in einem großen Park ganz in Ihrer Nähe veranstalten wir ein großes Treffen. Alle, die neue Kontakte suchen, sind herzlich eingeladen. Tanzen Sie in den Morgen, plaudern Sie am Kamin, erfrischen Sie sich an der Bar oder am Buffet, spazieren Sie durch den Park. Hier ist Ihre Chance! Wir treffen uns am Samstag um 16 Uhr im Schloß Nymphenburg in München. Es laden ein: Freifrau Sieglinde von Rippenspeer und Graf Ottokar von Spirelli."

## Die Ankunft der Gäste

Auch Frau Heikelin Munterbein, die vor kurzem ein vegetarisches Vollwertrestaurant in München eröffnet hat, horcht auf. Sie ruft ihren Freund Wolferl Klappschuweit und sagt: "Sieh nur, was ich hier im Lebensmittelfachblatt lese. Der Klub für einsame Lebensmittel-Herzen lädt ein. Sie wollen neue Kontakte schaffen. Das ist aber auch dringend nötig! So wie bisher geht das ja nicht weiter. Da müssen wir hin und sehen, wer in Zukunft mit wem geht, wer sich in wen verliebt, welche Erfahrungen die Damen und Herren haben. Wir müssen viel mehr darauf achten, welche Lebensmittelkombinationen wir unseren Kunden vorsetzen, damit es keine Verdauungsprobleme gibt. Die Kunden fühlen sich dann besser, und wir steigern unseren Umsatz!"

Gleich ruft sie ihre Freunde Devanelli Kuijter und Jenny Schnuller an, die seit vielen Jahren ein vegetarisches Feinschmecker-Bistro leiten, und sie vereinbaren, sozusagen als Beobachter an dem großen Ereignis teilzunehmen und darüber in der Zeitung zu berichten.

Am Samstag treffen sie schon vor 16 Uhr am Nymphenburger Schloß ein. Die Anzeige hat gewirkt. Die Lebensmittel strömen in Scharen. Der Wildwasserlachs und der Kaviar kommen im Gehrock mit Zylinder im Rolls Royce und haben zur Unterhaltung Champagner mitgebracht. Der Schweinsbraten hat sich in seinen Sonntagsstaat geworfen: Krachlederne mit Charivari, Wadenstrümpfe und Gamsbart am Hut. Nur das Jodeln gelingt ihm nicht so recht. Er kommt zusammen mit seiner knödeligen Freundin, die so sauer dreinschaut, wie das Kraut schmeckt, das er zu Recht so liebt.

"Hier wird sich heute eine Änderung vollziehen", flüstert Jenny zu Devanelli. "Das hat noch nie richtig zusammengepaßt: Knödel und Fleisch - da muß die Verdauung auf der Strecke bleiben. Der Körper kann das einfach nicht." Die vier Beobachter schießen Fotos und folgen den Lebensmitteln in den großen Saal.

Die Pasta-Familie der Spaghetti, Makkaroni und Bandnudeln sind in Blusen und Röcke gekleidet, welche die italienischen Nationalfarben grün, weiß und rot zeigen. Sie schreiten Arm in Arm mit dem Olivenöl, dem Knoblauch und dem Basilikum, wogegen Hackfleisch, Mozarella und Parmesan erst mit gewissem Abstand einhertrotten. Offensichtlich hat es da eine Mißstimmung gegeben.

Als die Brotfamilie in großer Anzahl und Vielfältigkeit den Saal betritt, entsteht Unruhe, ja sogar etwas Tumult. Offensichtlich bekommen einige der zartbesaiteten Lebensmittel, wie zum Beispiel feines Obst oder Gemüse Platzangst vor der erdrückenden Übermacht. "Überall müssen sie auffallen, den Ton angeben und andere verdrängen", sagt Frau Susi Möhringen, "fast wie die Kartoffeln und Teigwaren. Etwas mehr Zurückhaltung wäre schon angebracht. Die Menschen stopfen sich mit dem Zeug unnötig voll und haben dann keine Lust mehr auf uns Gemüse", fügt sie hinzu, und die Umstehenden geben ihr klatschend Recht.

## Gorgonzolas Leidensgeschichte

Auch der Käse, Herr Kasimir Gorgonzola, will nicht mehr mit dem Brot zusammen leben. "Solange wir Urlaub im Kühlschrank oder auf dem Tisch haben", sagt er, "ist das Zusammenleben mit dem Brot ja noch ganz schön. Aber wenn es dann ernst wird und wir zusammen durch den Mund, den Magen und den Darm der Menschen müssen, dann, ja dann ist es die Hölle. Die Menschen schlingen uns hinein, ohne uns richtig einzuspeicheln, so daß das Brot schon auf dem Weg durch die Speiseröhre zum Magen jammert, daß es noch nicht genug Speichel getrunken hat.

Im Magen angelangt, will ich dann natürlich mein Recht und sage laut Bescheid, daß ich da bin. Ich werde sofort bedient - ich bin ja schließlich jemand! Da liegt mir das Brot abermals mit seinem Gejammere in den Ohren. Es sagt, unter diesen sauren Bedingungen gehe es ihm ganz schlecht, und es könne überhaupt nicht richtig verdaut werden. Manchmal ist es richtig aggressiv und saugt einfach meine Getränke auf, daß auch ich anfange, Not zu leiden. Dann schimpfe ich, und wir geben uns gegenseitig und schließlich dem Magen die Schuld.

Stundenlang tobt der Streit, und das arme Menschlein, dem der Magen gehört, wird müde. Wenn es allzu lange dauert, fängt das Brot an zu gären. Es entsteht Schnaps, der den Kopf benebelt; unangenehmes Aufstoßen und Rülpsen sind zu hören. Schließlich geht's weiter in den Darm, wo der Streit von vorne losgeht. Fäulnisgase entwickeln sich, und der Mensch sitzt in seinem eigenen Gestank. Nein, ich hab genug von solcher Gesellschaft. Ich geb mich mit Brot, Nudeln und Kartoffeln nicht mehr ab. Übrigens", sagt er zum Schluß, gleichsam zur eigenen Rechtfertigung, "auch das Fleisch und der Fisch mögen Brot, Nudeln und Kartoffeln nicht leiden. Wir lassen uns von den Menschen nicht mehr länger zwingen, gemeinsam im Körpergefängnis eingesperrt zu werden."

"Jawohl", stimmen Herr Maximilian Kassler und Freifrau Sieglinde von Rippenspeer zu. "Unser Motto heißt: ›Selbstbestimmung für alle‹, und das werden wir ab sofort durchsetzen." Sie schlägt eine Resolution vor, in der festgehalten wird, daß die Le-

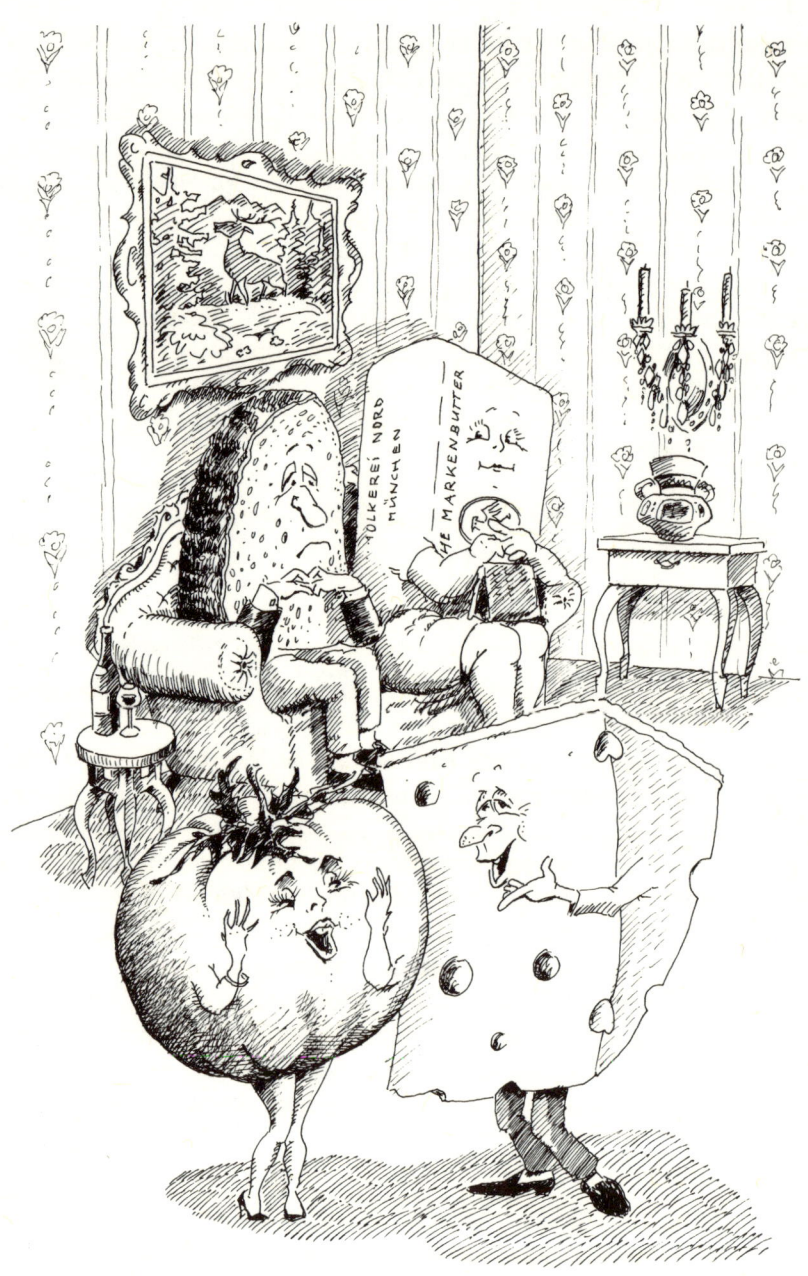

Bild 36: Partnerwahl

bensmittel das Recht haben, selbst zu bestimmen, in welcher Kombination sie gegessen werden. "Wir wissen selbst am besten, mit wem wir wollen und können", sagt sie energisch. "Wir lassen uns nicht länger von völlig veralteten Kochbüchern der sogenannten gutbürgerlichen Küche vorschreiben, welche Liebesbeziehungen wir einzugehen haben. Auf den Tellern, wo wir Abstand wahren können, vertragen wir uns, aber bei der innigen Verbindung im Magen kommt es zu leicht zu Mord und Totschlag. Herr Kasimir Gorgonzola hat das sehr treffend beschrieben! Wir müssen jetzt von uns aus was unternehmen. Die meisten Menschen sind so abgestumpft, daß sie für unser Leid keinen Sinn haben und sich damit auf die Dauer selbst sehr schaden. Wir werden dann häufig zu Unrecht beschimpft. Dabei hat es nicht so sehr an uns gelegen, sondern vor allem daran, daß die Menschen uns in falschen Zusammensetzungen gegessen haben."

Wer paßt zu wem?

"Heute ist der Tag, an dem die einsamen Herzen zueinander finden. Wir wollen glücklich sein, dann wird es auch den Menschen besser gehen, und sie werden uns nicht mehr so im Übermaß in sich hineinfressen", fügt Ottokar von Spirelli hinzu. "Wir machen das ganz einfach." Er gibt der Kapelle ein Zeichen, und es erklingt ein Tusch, so laut und heftig, daß die Gespräche ersterben und alle aufhorchen. Spirelli ist inzwischen auf die Bühne gestiegen und sagt: "Liebe Freunde, ich freue mich, daß ihr heute alle vertreten seid. Wir wollen nun Spaß und Freude haben, bzw. eine Mords-Gaudi, wie die Knödl sagen würden. Wir stellen uns jetzt in zwei Reihen auf. Die eine Reihe wird von den Damen gebildet und steht von mir aus gesehen auf der rechten Seite, die andere Reihe sind die Männer, die stehen links. Wir machen einige Takte Musik, bis jeder seinen Platz gefunden hat."

Der bayerische Defiliermarsch ertönt und bricht kurz darauf wieder ab. "So, und jetzt sucht sich jeder einen Partner für den nächsten Tanz. Aber, Moment, meine lieben Freundinnen und Freunde! Bitte laßt euch nicht von alten Gewohnheiten leiten.

Ihr seid hierher gekommen, weil eure alten Beziehungen nicht stimmten, weil ihr einsame Herzen hattet, obwohl die meisten von euch nie für sich allein einen Menschen besuchen. Richtet euch nach euren Herzen, auch wenn ein einsamer Schmerz darin brennt. Sucht euch einen Partner, der euch auch in schwierigen Situationen nicht beschimpft, sondern so mit euch harmoniert, daß ihr zu eurem eigenen Spaß und Vergnügen und zum Segen für die Gesundheit der Menschen leben und euch verwandeln könnt. Sucht euch den Freund und die Geliebte, mit dem bzw. der zusammen ihr nicht nur im Mund gut schmeckt, sondern im Magen und Darm optimal verdaut und aufgenommen werdet.”

”Jetzt wird`s spannend”, sagt Heikelin zu ihrem Freund Wolferl. Als erstes sehen sie, wie die Steaks zum Salat hinübereilen. Ottokar von Spirelli klatscht Beifall. Der Fisch schwimmt zum Spargel, der Rinderbraten zu den Möhren und Erbsen. Der Käse schnappt sich verliebt eine große, dicke Tomate, und das Brot hatte vergebens gehofft. Es muß sich mit der Butter begnügen, stellt aber bald fest, daß das durchaus nicht nur eine Kombination für Kriegszeiten ist.

Generell fällt auf , wie unwahrscheinlich beliebt sämtliche Vertreter des Gemüses und die verschiedenen Salatsorten sind. Sie passen zu allen anderen Lebensmitteln außer zum Obst. Das will immer für sich alleine auf leeren Magen gegessen werden. Die sehr zahlreich in allen Varianten vertretenen Früchte erklären: ”Wir sind so schnell, uns hält doch nur jeder andere auf. Und das bekommt uns gar nicht. Wir müssen den Magen rasch wieder verlassen können, sonst gären wir.”

In große Probleme kommen die Müsliflocken. Niemand außer Wasser will sie, etwas Zuneigung zeigt lediglich die süße Sahne. Alle anderen klagen. Die Früchte sagen: ”Ihr haltet uns im Magen nur auf!”, Nüsse und Yoghurt stellen fest: ”Mit euch zusammen werden wir nicht richtig verdaut. Unsere Ansprüche an den Magen sind zu unterschiedlich.”

”Es kommt so weit, daß das Müsli und der Frischkornbrei ihren zu Unrecht erworbenen guten Ruf wieder einbüßen und in der Versenkung verschwinden, weil sie für sich allein gegessen nicht schmecken und in den üblichen Mischungen zu schwer verdaulich sind. Vormittags sollte man nur Obst essen oder - falls man keinen Hunger verspürt - am besten gar nichts", sagt Devanelli. "Gerade viele Schulkinder mögen morgens nichts und wären zur großen Pause mit einem Apfel zufrieden. Wenn sie ihren eigenen Wünschen folgen dürfen, geht es ihnen am besten, und sie sind voll leistungsfähig. Leider werden sie von den Eltern und Lehrern häufig gezwungen, ›etwas Gescheites‹ zu essen. Die Folge davon ist, daß sie müde und unkonzentriert werden und infolge des vielen Brotes und der Milchprodukte eine sogenannte Erkältung nach der anderen bekommen."

"Danke für die Vorlesung", sagt Jenny. "Dies hier ist für Kinder gedacht, da solltest du dich zurückhalten mit deinen schlauen Sprüchen!" "Okay, okay", sagt er, "die Kinder mögen manchmal auch handfeste Informationen."

Sehr einsam bleibt der Zucker und alles, was hauptsächlich aus ihm gemacht ist. Weder das Fleisch noch der Fisch, auch nicht Käse, Gemüse, Salate und Obst mögen ihn. "Er ist so aggressiv", sagen sie. "Er raubt uns noch die Nerven, er nimmt uns alles weg, was wir selbst für die beschwerliche Reise durch Magen und Darm benötigen. Er macht die Menschen noch ganz verrückt, weil er alles durcheinander bringt und die Zähne auffrißt."

Die Abgeordnete der Früchte, Frau Isodora Banana, bringt es auf den Punkt: "Wir dulden niemanden unter uns, den die Menschen derart verunstaltet haben wie den Zucker. Wir wollen nicht einen Teil unseres Lebens in Fabriken zubringen, wo man uns unser Liebstes, all die guten Mineral- und Vitalstoffe, nimmt und uns so zusetzt, daß wir tot wieder herauskommen. Freunde, wehrt euch dagegen. Wenn wir nichts unternehmen, sehe ich schwarz für die Zukunft der Menschen. Sie rennen in ihr eigenes Verderben."

Viele im Saal klatschen stürmisch Beifall, es fällt aber auf, daß sich Weißbrot und anderes Gebäck, Nudeln, Knödel und alle Braten und Wurstsorten auffällig zurückhalten. "Auf die trifft die Feststellung von Frau Banana ja auch zu", sagt Frau Schnuller, "kein Wunder, daß sie den Mund halten."

## Das Stop-Spiel

Auf ein Zeichen von Frau Rippenspeer setzt jetzt die Musik ein, und im Saale tost ein wogendes Meer von Tänzern. Alle modernen Tänze werden ausprobiert, besonders der Lambada wird immer wieder verlangt. Ottokar Spirelli gibt ab und zu Anweisungen, wie man seinen besten Partner findet. Er macht mit den Tänzern das "Stop-Spiel". Das geht so: Mitten im Tanz ruft er plötzlich durchs Mikrofon: "Stop", dann bricht die Musik ab, und alle müssen in der Stellung verharren, in der sie sich gerade befinden.

Dann sagt er: "Und nun schaut ihr alle tief in euch hinein und findet heraus, ob ihr euch bei dem, was ihr gerade gemacht habt, wirklich wohlfühlt. Habt ihr noch Lust weiterzutanzen? Seid ihr mit eurem Traumpartner zusammen? Falls das nicht der Fall ist, dann verabschiedet euch jetzt sofort dankbar und freundlich und sucht euch einen anderen Partner oder tut etwas anderes: Vielleicht habt ihr viel lieber Lust, am Kamin zu sitzen und zu plaudern oder zu kuscheln, oder wollt ihr im Park spazieren gehen oder an der Bar etwas trinken, oder vielleicht wollt ihr etwas essen."

Dann setzt die Musik wieder ein, und der Tanz geht weiter. Im Laufe dieses Spiels fällt auf, daß außer dem Obst auch Gemüse, Salate und Nüsse sich immer mehr von den anderen Lebensmitteln zurückziehen. "Die neuen Partnerschaften sind zwar schon viel besser als die alten, aber wenn wir unter uns Sonnenfreunden sind, dann fühlen wir uns doch am besten. Und vor allem: uns kann der Mensch sehr gut roh verdauen. So fühlen auch wir uns am besten, weil wir dabei bis zum Schluß noch ganz lebendig sind. Und dieses Leben ist es, was den Aufenthalt in Magen und Darm auch für uns so vergnüglich macht. Mit den gebackenen, gebratenen und gekochten Speisen vertragen wir uns nicht besonders. Mit Brot und Nudeln leiden wir leicht unter Gärung, mit Fleisch, Fisch und Käse unter deren Fäulnis. Das ist einfach pfui!"

Als es dann darum geht, die Resolutionen zu unterzeichnen, entscheiden sich fast alle für das Recht auf freie Selbstbestimmung: Jedes Lebensmittel darf selbst bestimmen, mit wem es

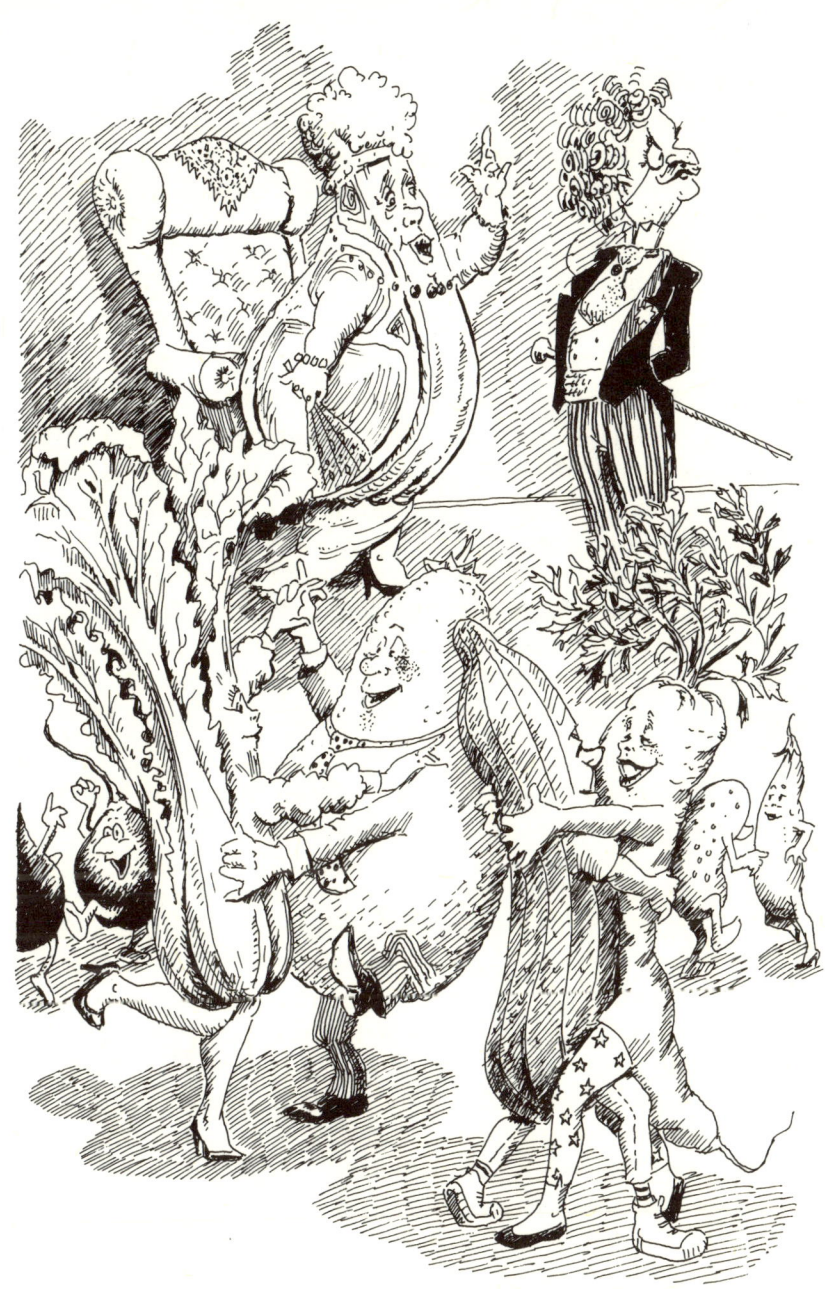

Bild 37: Das Stopspiel mit Frau von Rippenspeer

gegessen werden will oder ob es lieber alleine bleibt und wann es am liebsten den Weg durch den Menschen antritt. Es darf selbst wählen, wie es zubereitet wird - die einen stimmen für roh (Obst und Gemüse), die anderen für gegart (Fleisch, Getreide, Nudeln, Brot). Ein Wörtchen wollen die Lebensmittel auch bei der Frage mitreden, wieviel man den Menschen von den einzelnen Sorten zumuten kann.

"Wir sind für Freiheit, wir geben unseren Mitgliedern vertrauensvoll die Freiheit zur Selbstbestimmung. Nur in Freiheit kann sich jeder einzelne optimal entfalten."

Und dann stimmen sie noch für eine zweite Resolution. Die wendet sich an die Eltern und besagt: "Gebt euren Kindern auch dieselbe Freiheit, die wir für uns fordern. Sie sind viel feinfühliger und klüger als ihr denkt. Sie können selbst herausfinden, was für sie am besten ist, wenn ihr sie mit eurer Liebe umgebt. Und wenn sie Fehler machen, laßt sie. Sie haben das Recht darauf. Denn nur durch Fehler können sie lernen und wachsen."

Der Ball der einsamen Herzen tobte noch die ganze Nacht und weiter und weiter. Viele neue Dauerfreundschaften bahnten sich an, und Hochzeiten wurden geplant. Und wenn sie nicht nach Hause gegangen sind, dann tanzen sie noch heute.

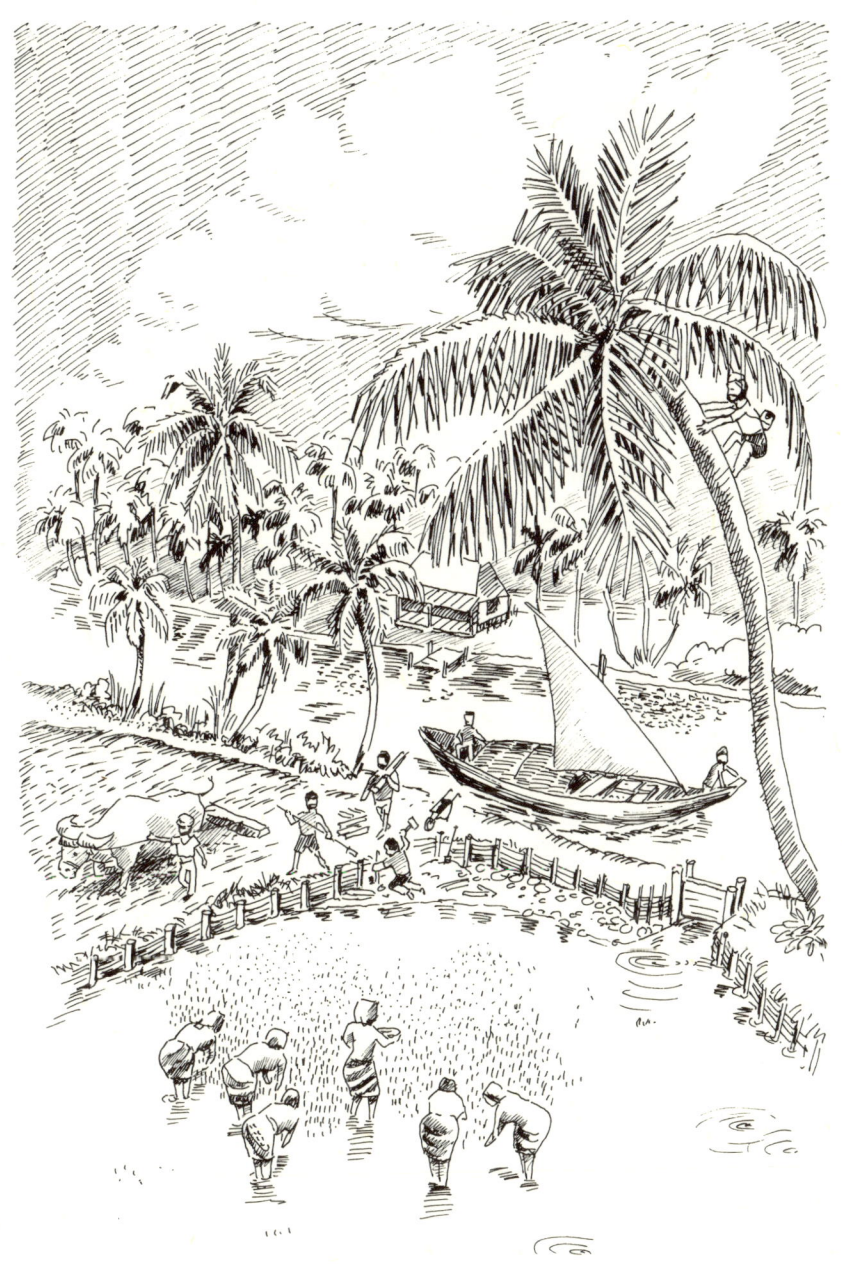

Bild 38: In den Lagunen von Kerala

# Die Stimme des Herzens

Der Junge Kanu Mennan wohnt mit seinen Geschwistern im fernen Süd-Indien, an der Westküste in den Lagunen von Kerala in einer kleinen Hütte. Die Eltern sind Reis-Bauern und gewinnen Palmwein, den sie Toddy nennen, von den zahlreichen Kokospalmen. In einem Hausgärtchen wachsen Auberginen, Okra, Bohnen, Kohl und andere Gemüse und viele Kräuter, wie Kreuzkümmel und Koriander. Einige Bananenstauden und ein Jackfruchtbaum vervollständigen ihren Speisezettel.

## In den Lagunen von Kerala

Hinter einem breiten Sanddünengürtel, der von den salzigen Meereswogen des Indischen Ozeans angeschwemmt und vom Wind aufgehäuft wurde, schimmern die Süßwasser-Lagunen in der Sonne. Das sind größere offene Wasserflächen, die nach Osten, dem Landesinneren zu in Kanäle übergehen. Die Felder liegen etwas erhöht zwischen den Kanälen, aus denen sie bewässert werden. Über die Kanäle neigen sich Kokospalmen, und auf dem Wasser blühen lilablaßblau die Wasserhyazinthen. Boote, schwer beladen, pflügen unter großen, bunten Segeln durchs Wasser. Exotisch schillernde Vögel schießen durch die Luft. Ein Fischer freut sich über einen Fang Fische, die in seinem Netz silbrig glänzend zappeln.

Ein dunkelhäutiger, junger Mann klettert an einer Kokospalme hoch und füllt oben den Tonkrug mit Toddy in ein größeres Sammelgefäß um. Auf den Reisfeldern mühen sich Frauen in bunten Saris in gebückter Haltung, die Reissetzlinge in den überfluteten Schlamm zu pflanzen. Daneben ebnet ein Bauer mit einem großen Balken, den ein Wasserbüffel zieht, ein Feld ein. Ein Trupp von knallig bunt gekleideten Arbeitern allen Alters bessert einen Damm aus, der die Reisfelder vor Sturmwellen schützen soll.

Ein malerisches Bild, wie es nicht schöner sein könnte! Und all

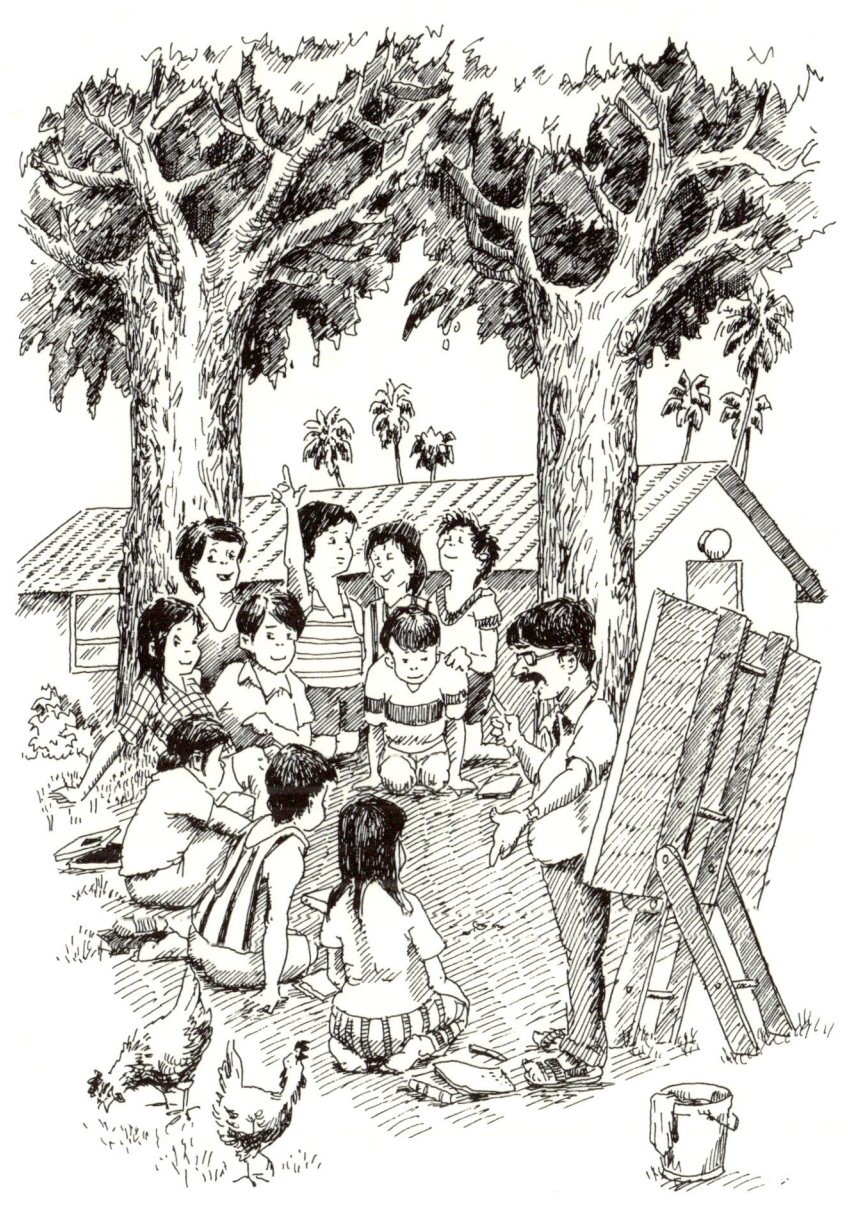

Bild 39: Auf dem Schulhof

diese Pracht genießt Kanu jahrein, jahraus, auch dann, wenn bei uns Winter herrscht. Kerala liegt nämlich in den Tropen, wo es keinen Winter gibt. Dort ist es das ganze Jahr über warm. Jeden Morgen fährt er mit einem Motorboot, das abwechselnd rechts und links an den Feldern anlegt, um Fahrgäste einzusammeln, zur Schule. Sie liegt in einem kleinen Ort weiter landeinwärts und bietet in zwei Klassenräumen etwa achtzig Schülern Platz.

Während der Regenzeit, die hier Sommermonsun heißt, müssen deshalb mehrere Jahrgänge in ein und demselben Klassenraum unterrichtet werden. Dann prasselt der Regen in Sturmböen wie aus Kübeln gegossen auf das Blechdach, so daß die Schüler den Worten ihrer Lehrer kaum folgen können. Während der Trockenzeit aber, in den Monaten Januar bis März, sitzen die Schülerinnen und Schüler in kleinen Gruppen unter den großen Tamarindenbäumen auf dem Schulhof. Hier in der frischen Luft macht es viel mehr Spaß, die Buchstaben des Malayalam-Alphabets zu üben oder Rechenaufgaben zu lösen oder Berichte über Jesus, Krishna, Mohammad oder Buddha zu hören oder den Geschichten aus dem Ramayana oder der Mahabaratha, den Nationalepen Indiens, zu lauschen.

### Die Gewürzgärten

Nicht weit von der Schule entfernt, im Osten, beginnt das flache Küstentiefland anzusteigen und sich zu den mit einem dichten Dschungel bestandenen Hängen des Kardamom-Gebirges aufzuschwingen. Hier liegt die Gewürzfarm der Familie Wasudevan, die Kanu durch seinen Vater kennt. Und so sehr er die heiter beschwingte Stimmung der Lagunen und der Meeresküste bei Cochin liebt, so gerne läßt er sich bisweilen nach der Schule in die geheimnisvolle Welt des gelichteten Regenwaldes tauchen, wo die Gewürze wachsen, die in aller Welt - so auch bei uns - vielen gekochten, gebratenen oder gebackenen Speisen wie auch Salatsaucen Wohlgeschmack verleihen.

Als erstes fällt ihm der Pfeffer auf, eine Kletterpflanze, die sich bis zu 15m an Bäumen hochrankt. Auch Zimt-Sträucher und Nelkenbäume und natürlich die Kardamom-Sträucher, nach de-

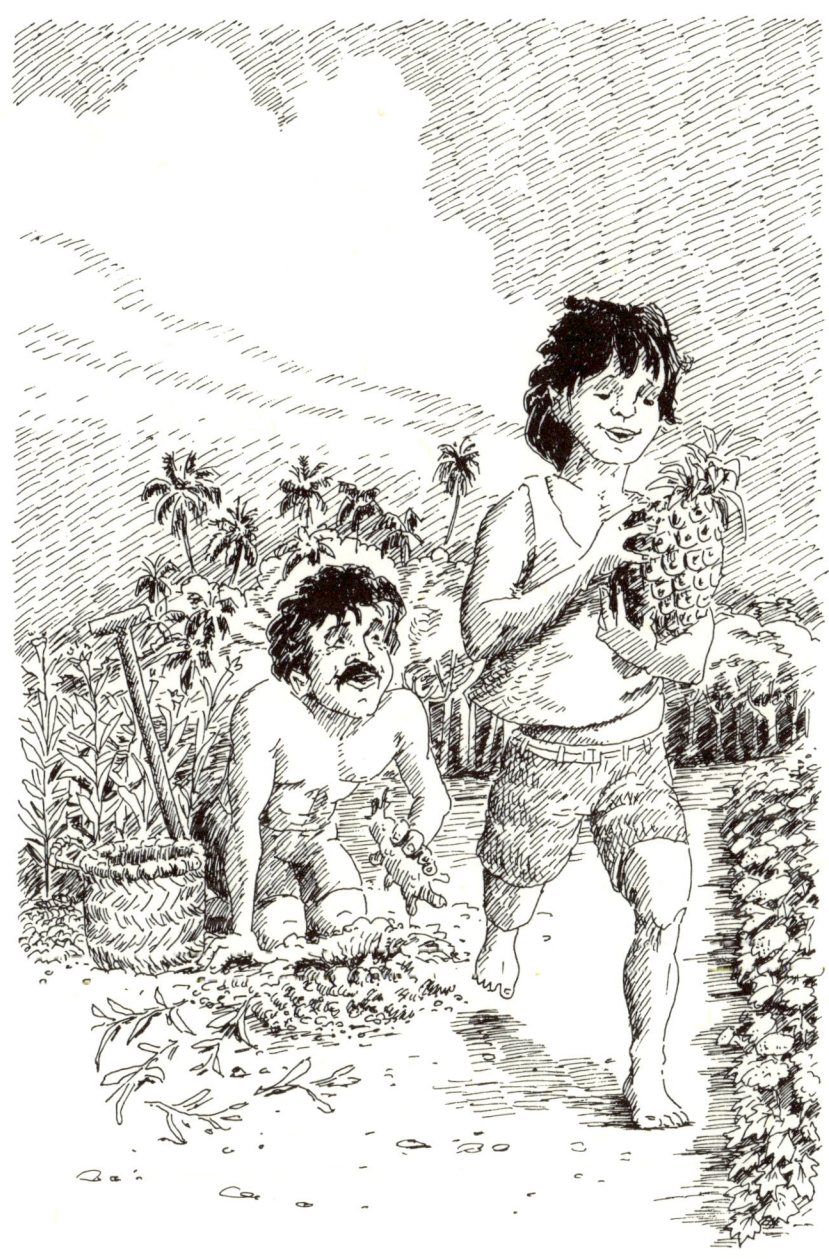

Bild 40: Ein Gewürzgärtner mit einer Ingwerwurzel und Kanu
mit einer Ananas

nen das ganze Gebirge benannt wird, wachsen hier. Er beobachtet, wie die braunhäutigen Arbeiter Ingwer-, Galgant- und Kurkuma-Wurzeln ausgraben, die zusammen mit gemuster frischer Kokosnuß den gedünsteten Gemüse- und Fleischgerichten einen so aromatischen Geschmack verleihen und gleichzeitig die Leber stärken und die Verdauung anregen. Mit der heißen Schärfe der Chilis jedoch kann man ihn jagen. Am liebsten labt er sich an den Früchten, die in den Gärten zwischen den Gewürzpflanzen gedeihen. Vor allem hat es ihm die Ananas angetan, und er ist glücklich, wenn Herr Wasudevan ihm gelegentlich eine schenkt. Er trägt sie dann wie ein Baby zum Boot und nach Hause und teilt sie am Abend mit der ganzen Familie.

Die lauen Tropennächte der Trockenzeit verbringt Kanu häufig auf seinem Bett aus Palmholz und geflochtenen Palmwedeln neben der Hütte. Er blickt in das funkelnde Meer der Sterne, und es ist ihm, als ob das ganze Himmelszelt mit den großen und kleinen Sternen und dem breiten Band der Milchstraße wie eine Decke auf ihn niedersinkt und ihn beschützt. Er fühlt sich geborgen und schläft mit diesem herrlichen Gefühl ein.


Ehrlich währt am längsten

So lebt er ein wohlgeordnetes, ja glückliches Leben, und man könnte sich fragen, ob Kanu jemals Grund zur Klage hätte. Da er jedoch ein Mensch ist, der viel Sinn dafür hat, ob in seiner Umgebung auch unter der Oberfläche alles in Ordnung ist, kommt er zusehens in gewisse Schwierigkeiten. Diese drücken sich darin aus, daß er Dinge tun muß, die er nicht tun will. Er muß freundlich zu Leuten sein, denen die Familie etwas verdankt, zum Beispiel zum Großgrundbesitzer, der seinem Vater die Reisfelder verpachtet. Aber er kann den fetten Typen nicht leiden! Er empfindet eine solche erzwungene Nettigkeit, die nur auf Vorteil aus ist, als unehrlich.

Er muß sich für Geschenke bedanken, die ihm nicht gefallen oder die er gar nicht haben will. Er muß mit der Familie essen und viele Speisen in sich hineinstopfen, die er gar nicht mag - nur der Mutter "zuliebe"; und die kocht so, weil man in dieser

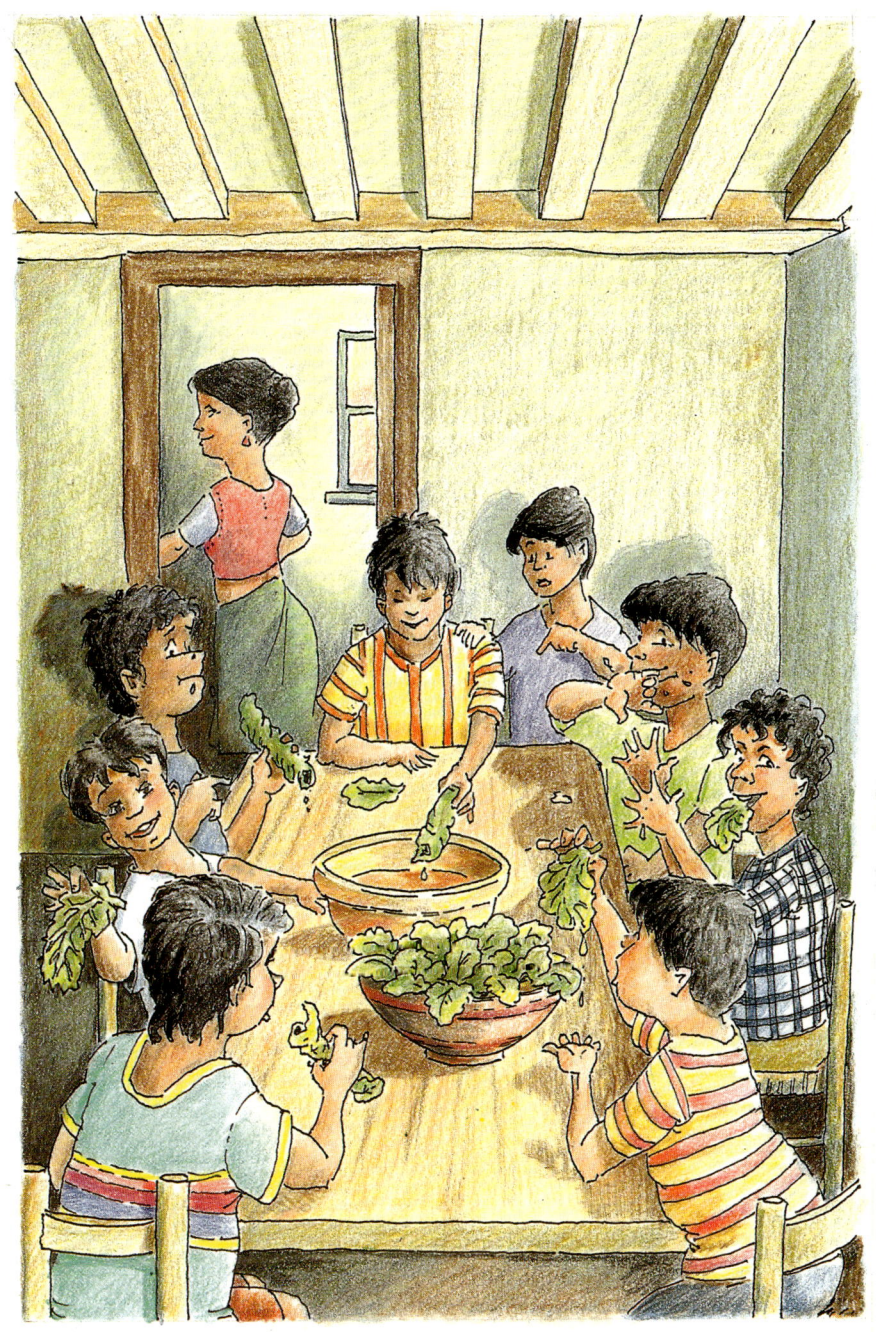

Bild 41: Beim Schlemmermahl

Erdengegend eben diese Speisen kocht! Kein einziges Mal hat sie darüber nachgedacht, ob man auch anderes Essen bereiten könnte.

Kanu aber tut das. Er denkt über all das nach und entschließt sich zu ändern. Er ist bereit, das Risiko einzugehen, ehrlich zu sein und auf das zu hören, was er im Innersten seines Herzens fühlt. Die nächste Gelegenheit dazu läßt nicht lange auf sich warten.

Er ist - wie so oft - im Hause seines Freundes Balen zum Essen eingeladen. Und wieder hat Balens Mutter, Frau Kannan, unter anderem - wie bei den Christen Südindiens üblich - Schweinecurry zubereitet, das er seit einiger Zeit nicht verträgt. Nie hat er bisher den Mund aufgemacht - Höflichkeit und Gastpflichten waren ihm wichtiger gewesen. Es fällt ihm schwer, etwas zu sagen, weil er Frau Kannan gerne mag. So bleibt er - ganz entgegen seines sonstigen Verhaltens - im Hintergrund, ist schweigsam und wirkt bedrückt. Frau Kannan bleibt das nicht lange verborgen.

"Geht es dir heute nicht gut", fragt sie ihn, "hast du etwas auf dem Herzen?"

"Nein ....., das heißt ja", druckst Kanu, fängt sich dann und spricht: "Sie kochen so phantastisch..., es riecht hier schon so gut...., eigentlich schmeckt mir bei ihnen alles...."

"Ja, und ?"

"Es ist nur", fährt er fort, "Ich habe in den letzten Monaten festgestellt, daß mir Speisen aus Schweinefleisch nicht gut bekommen. Sie sind mir doch nicht böse, wenn ich mich heute an die übrigen Gerichte halte und das Schweinerne den anderen überlasse?"

Balen schaut ihn mit vor Erstaunen geweiteten Augen an. Solche Offenheit ist er nicht gewohnt. Frau Kannan aber, eine feinfühlige Frau, spürt sofort, daß Kanu es ehrlich meint. Deshalb kann sie gar nicht beleidigt sein. Sie weiß ja auch, daß es nicht an ihren Kochkünsten liegt. Sie sagt: "Ich bin froh, daß du mir das sagst. Das nächste Mal, wenn du kommst, koche ich gewiß nicht mit Schweinefleisch. Ich möchte, daß du dich bei mir wohlfühlst. Ich mag auch nicht alles, was meine Familie zu essen wünscht. Jeder Mensch ist verschieden. Und wenn er ehrlich ist, dann bekommt er genau das, was er braucht. Ich wünschte mir, daß meine Töchter und Söhne so klar, offen und ehrlich wären mit ihren Essenswünschen. Dann wüßte ich viel eher, was ich überhaupt auf den Tisch bringen soll."

"Danke, Frau Kannan, daß sie mich verstehen", sagt Kanu erleichtert, "das gibt mir den Mut, nochmals ehrlich zu sein: Ich mag es gar nicht, wenn man mich ermahnt, alles aufzuessen, was man mir vorgesetzt hat - selbst wenn mir die Speisen noch so gut schmecken."

"Da kannst du mir aber keinen Vorwurf machen", sagt Balens Mutter, "auch dafür habe ich volles Verständnis. Ich weiß sehr wohl, daß es nicht darauf ankommt, viel zu essen, damit man - wie es so schön heißt - ›groß und stark‹ wird. Freilich darf eine gewisse Mindestmenge nicht unterschritten werden, aber dieses Problem haben wir hier in Kerala nicht, da muß man schon in andere, ärmere Teile Indiens gehen. Nicht die Menge ist ausschlaggebend, sondern vor allem die Qualität.

Deshalb verwende ich auch dieses moderne Zeug aus der Fabrik nicht, vor allem die Konserven, die sich immer mehr breit machen. Erstens sind sie für Feinschmecker wie euch völlig uninteressant, zweitens enthalten sie Fremdstoffe, welche der Gesundheit schaden, und drittens fehlt ihnen das, was die liebevolle Hand einer guten Köchin ›zaubert‹. Essen muß mit Liebe zubereitet werden - und ich liebe es, für euch zu kochen!"

Kanu, Balen und die anderen Jungen lassen die Mutter hochleben und singen ihr ein kleines Lied, das Kanu schnell gedichtet hat. Das geht so:

Mutter Kannan, wir lieben dich,
du bringst das beste Essen auf den Tisch.
Wir danken dir so sehr dafür,
am liebsten wär`n wir immer hier.
Du hast Verständnis für uns alle,
obwohl wir so verschieden sind.
Drum können wir hier ehrlich sein,
du läßt uns trotzdem nicht allein.

Mutter Kannan ist gerührt und bedankt sich. Sie verspricht, daß sie bald wieder kommen dürfen. Dann deckt sie den Tisch, was ganz einfach ist, weil sie mit den Fingern essen werden und als Teller Bananenblätter verwenden, ein ca. 40 x 40 cm großes Stück für jeden.

## Das Schlemmermahl

Dann beginnt das Schlemmermahl. Als erstes teilen sich die Jungen eine Ananas und eine Papaya. Mutter Kannan schneidet die Früchte in mundgerechte Stücke. Diese frischen, reifen Früchte schmecken himmlisch und sind - wie alles Obst - leicht verdaulich. Schon nach einer Viertelstunde verlassen sie den Magen, vorausgesetzt, man hat gut gekaut. Mutter Balen wartet nach diesem ersten Gang so lange und kommt dann mit einer großen Schüssel mit frischem grünen Salat, den sie in ihrem Garten selbst gezogen und geerntet hat. Die Salatsauce hat sie aus Sesamöl, Limonensaft, verschiedenen frischen Kräutern und etwas Salz und Pfeffer bereitet. Die Jungen essen den Salat, indem sie die großen Blätter zusammenrollen, in die Sauce tunken und dann abbeißen.

Die Grundlage für den Hauptgang bildet die mit Zwiebeln und Gelbwurzpulver gekochte Hirse. Mutter Kannan gibt jedem einen großen Löffel davon auf sein Bananenblatt und kommt dann mit dem Topf und einem Schöpflöffel und serviert zuerst den Gemüsecurry und dann das Feuerlinsengericht, das in Indien Dhal genannt wird. Die Jungen essen mit den Fingern, indem sie die Hirse mit der Currysauce oder den Linsen vermischen und dann in den Mund stopfen. Für uns ungeübte Europäer wäre das nicht so einfach - schließlich haben wir nicht von Kindesbeinen an geübt. In guten indischen Restaurants ißt man heute auch von Tellern mit Besteck. Viele Inder behaupten jedoch felsenfest, daß es mit den Fingern am besten schmecke.

Dazu erhält jeder ein kleines Häufchen einer Mischung aus frisch gemahlener Kokosnuß in einem großen Mörser zusammengemust mit frischen Chilis (kleine Pfefferschoten), frischer Ingwerwurzel und verschiedenen Kräutern, wie zum Beispiel Cilantro (Koriander, der unserer Petersilie ähnelt). Dieses Chutney regt die Verdauung an und hilft gegen Darmkrankheiten durch Würmer und Amöben, die in Indien weit verbreitet sind, bei uns in Europa aber nur noch sehr selten vorkommen.

Als Nachtisch sind in Indien süße Reis-Puddings und süßes Gebäck üblich. "Damit kann ich euch nicht dienen", spricht Mutter Kannan. "Ihr würdet davon nur Magenbeschwerden bekommen." Nach einer Pause fährt sie fort: "Wißt ihr übrigens, warum so viele wohlhabende indische Frauen in meinem Alter so dick sind?" fragt sie die Jungen. "Weil sie zuviel Reis und viel zu viele Süßigkeiten essen", gibt sie selbst die Antwort. "Und wenn man dick ist, dann wird man auch leicht krank."

Erlebnisse auf einer Bootsfahrt

"Wir sind auch ohne Nachtisch ganz satt", rufen die Jungen und stürmen ins Freie. "Mein Onkel Radschan hat mir eine Bootsfahrt versprochen, ich glaube, ihr könnt da alle mitkommen", sagt Balen. Das Boot liegt am Landesteg vor dem Haus, und der Onkel winkt. "Nur alle Platz nehmen", ruft er, "wir wollen gleich los." Die Jungens springen ins Boot, und Radschan startet den kleinen Außenbordmotor. "Die Hauptkanäle kennt ihr ja", sagt er, "ich will euch heute ein paar kleine, abgelegene Kanälchen zeigen, wo ihr bestimmt noch nicht wart."

Nach kurzer Fahrt biegen sie vom Hauptkanal, der zur Schule führt, ab und folgen einem Seitenarm, der bald so eng ist, daß das Boot nicht mehr wenden kann. Es kämpft sich schwer vorwärts, weil die Wasseroberfläche fast ganz mit Wasser-Hyazinthen zugewachsen ist. Diese Pflanze hat eine sehr schöne Blüte und besitzt mit Luft gefüllte Verdickungen an den Stengeln, so daß sie auf dem Wasser schwimmt. Die Stengel sind sehr lang, und es besteht die Gefahr, daß sie sich um Antriebswelle und Propeller wickeln und den Motor zum Absterben bringen. Die Hyazinthen vermehren sich sehr kräftig und werden als der grüne Fluch bezeichnet, weil es häufig nicht gelingt, die Wasserflächen für den Bootsverkehr offen zu halten. "Wir haben eine lange Stange dabei, mit der wir notfalls vorwärts staken können", sagt Radschan.

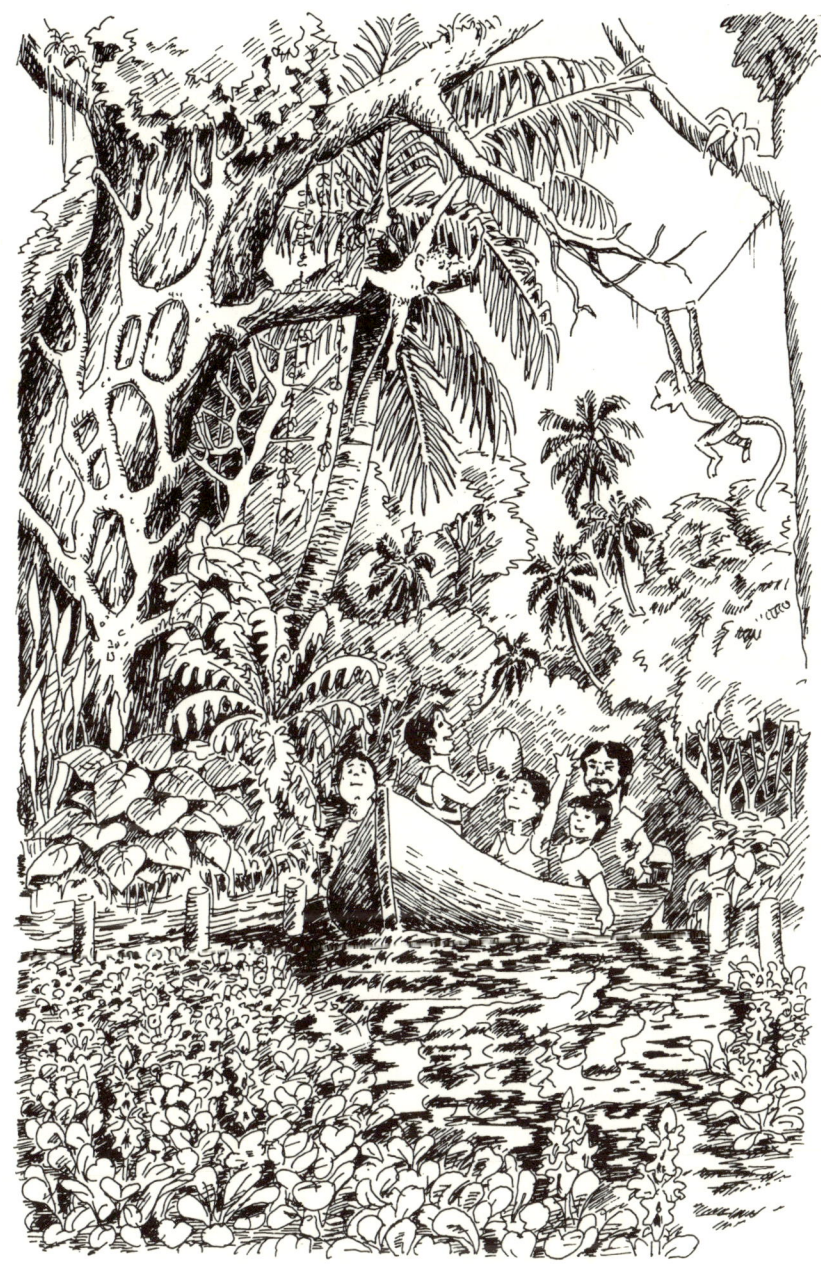

Bild 42: Bei der Bootsfahrt

Nach einer Kreuzung weitet sich der Kanal wieder etwas, und ein anderes Boot kommt entgegen. Schließlich biegen sie in einen Seitenkanal ein, der von Palmen und anderen Bäumen überwachsen ist, so daß sie im Schatten wie durch einen grünen Tunnel fahren. Es ist ganz still hier, nur ab und zu schreit ein Vogel. Kanan entdeckt eine dicke Schlange, wie sie sich von Ufer zu Ufer durchs Wasser schlängelt. Ein Stück weiter sitzen auf einer Palme, die sich über den Kanal neigt, zwei Affen und streiten sich laut kreischend um eine Kokosnuß. Sie verlieren sie bei dem Streit just in dem Moment, als das Boot unter dem Baum durchfährt. Dumpf schlägt sie auf dem Boden des Bootes auf.

"Da haben wir doppelt Glück gehabt", sagt Radschan erleichtert. "Wenn die einen von uns getroffen hätte...., ich mag gar nicht daran denken. So aber haben wir sogar einen kostenlosen Trunk." Er nimmt die Kokosnuß in die linke Hand und schlägt mit einem großen, schweren, gebogenen Messer am oberen Ende eine Öffnung, aus der sich die Jungens an der Kokosmilch laben.

Die Affen sind inzwischen vom Baum heruntergeklettert und schauen dem Boot neugierig zu. "Wollt ihr mitkommen?" ruft Kanu. Die Affen schreien und schütteln Arme und Hände, hüpfen aufgeregt in die Höhe und rennen sogar auf das Boot zu, wagen aber nicht, an Bord zu springen.

"Ihr hättet wenig Freude daran - sie würden sich wohl kaum friedlich verhalten, nachdem wir ihre Kokosnuß getrunken haben", sagt Radschan und wirft die leere Nuß den Affen zu. Diese betrachten die Nuß und stellen rasch fest, daß sie leer ist. Prompt kommt die Nuß mit affenartiger Geschwindigkeit zurückgeflogen. Kanu kann gerade noch ausweichen. Klatschend trifft die Nuß auf dem Wasser auf.

Der weise Einsiedler

Weiter geht die Fahrt! "Haben wir ein bestimmtes Ziel?" fragt einer der Jungen, Prakasch heißt er. "Ich denke schon", antwortet Radschan geheimnisvoll, "ich möchte euch jemandem

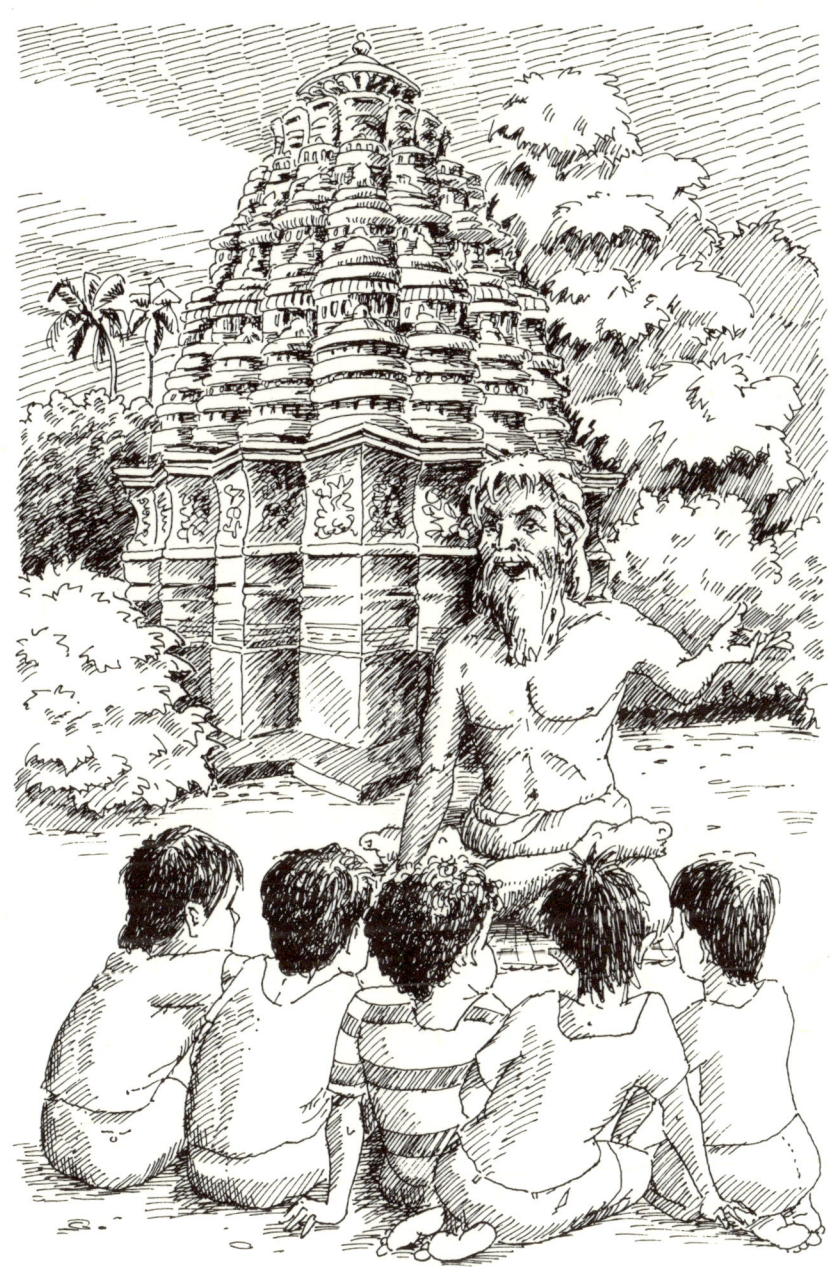

Bild 43: Der weise Einsiedler

113

vorstellen. Es ist ein weiser Mann, ein Einsiedler, der hier seit langem wohnt. Die Leute nennen ihn Ramesch Baba."

Zehn Minuten später nach einer Biegung des Kanals ist es so weit. Rechter Hand steht ein Tempelchen aus roten Lateritsteinen, und davor auf einer Palmwedelmatte sitzt ein etwa fünfzig Jahre alter Mann. Er trägt nur ein Tuch um die Hüften und hat die Beine in einer Art Schneidersitz so verschlungen, daß die Fußsohlen nach oben zeigen. "Man nennt das Lotussitz", denkt Kanu, "an Buddhastatuen habe ich das schon gesehen." Ramesh Baba trägt einen langen gepflegten Bart und schulterlanges Haupthaar. Die Hände ruhen auf seinen Knien, und seine Augen sind geschlossen.

Radschan stellt den Motor ab und läßt das Boot die letzten Meter bis zum Anlegesteg gleiten. Er bedeutet den Jungen, im Boot zu bleiben, und steigt aus. Langsam nähert er sich dem Einsiedler. In einigen Metern Entfernung bleibt er stehen, faltet die Hände vor dem Gesicht, verbeugt sich und spricht: "Namasteh", was so viel heißt wie "Grüß Gott" oder "Guten Tag".

Ramesch Baba öffnet die Augen und grüßt mit gefalteten Händen zurück. "Ich hoffe sehr, daß ich nicht störe", sagt Radschan. "Nein", antwortet der Einsiedler, "du bist willkommen. Du hast jemanden mitgebracht?" "Ja, es sind einige junge Freunde. Ich möchte, daß sie dich kennenlernen."

Ramesh Baba nickt und schließt wieder seine Augen. Radschan winkt seine Freunde heran, und dann setzen sich alle im Halbkreis vor dem Einsiedler auf den Boden. Zehn erwartungsvolle Augenpaare blicken auf den geheimnisvollen Mann, den sie bisher nur vom Hörensagen kannten. "Schließt eure Augen", sagt er nach einer Weile, "und versucht, in Gedanken ganz hier zu sein."

"Nichts leichter als das", denkt Kanu und schließt die Augen. Er konzentriert sich auf das Bild des Weisen, so wie er ihn vor sich hat sitzen sehen. Doch immer wieder schweifen die Gedanken ab - zu den Affen, zum Schlemmermahl, zu seiner Schwester Agni, zur Schule, zum Markt in Cochin, zu den Tempeltänzern, die er vor ein paar Wochen gesehen hat, usw. Und immer wieder ertappt er sich auch dabei und wundert sich, wie leicht und zunächst unbemerkt das geschieht.

Er konzentriert sich wieder und wieder auf den Einsiedler. Schließlich kann er ihn im Geiste vor sich sitzen sehen: "Ich bin deine innere Stimme, die Stimme deines Herzens", spricht das Bild. "Ich lehre dich, zwischen gut und böse zu unterscheiden. Ich gebe dir Rat und Hilfe in allen Problemen. Wenn du auf mich hörst, wirst du echt und ehrlich, wirst du das tun, was dir auf Dauer nutzt, auch wenn es dir im Augenblick gefährlich erscheint."

Kanu verliebt sich in diese Stimme. Sie ist so klar und rein, so eindeutig und so sanft und harmonisch zugleich. "Ich werde dich um so deutlicher führen, je mehr du auf mich hörst", sagt sie jetzt. Er erinnert sich an das Essen und die Ablehnung des Gerichtes, das er nicht wollte. Er denkt an das Angebot, das man ihm gemacht hat, gegen gute Bezahlung an Touristen unechte, auf alt getrimmte Münzenals echt zu verkaufen, was er abgewiesen hat, weil er nicht zum Betrüger werden wollte. Weitere Ereignisse, in denen er sich selbst treu geblieben ist, kommen ihm in den Sinn. Jede dieser Erinnerungen gibt ihm ein gutes Gefühl und innere Sicherheit. Die Gewißheit wächst in ihm heran, daß - was auch immer kommen mochte - die Stimme seines Herzens ihn nie verlassen würde.

Er öffnet die Augen, und sein Blick trifft sich für einige Momente mit demjenigen des weisen Mannes. In diesen unergründlichen Augen findet er sich wieder. Tränen rollen über sein Gesicht. Ramesch Baba lächelt ihn vielsagend an, grüßt mit gefalteten Händen und verschwindet im Tempel. Kanu und die anderen bleiben noch eine Weile sitzen, um den Zauber dieses Ortes ein wenig länger zu spüren.

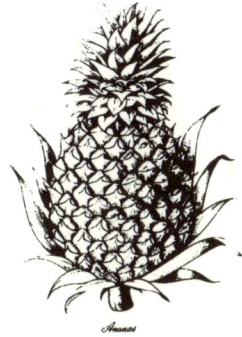

# Du wohnst in München?

Da kann ich dir zwei Lokale empfehlen, in denen du das gute Essen erhälst, das Pusser und ihre Freundinnen im "Green" in Kopenhagen genießen:

In Schwabing findest du in der Belgradstr. 9 (Nähe Kurfürstenplatz) den vegetarischen Delikatessenladen und Imbiß "Gourmet's Garden".

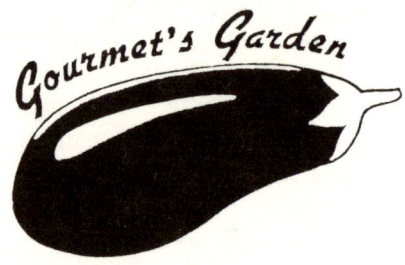

Hier erhälst du die Sonnenkost, die den Bäckermeister Pumpernickel und den Müllermeister Drehwurm gesund gemacht hat, die Hafis in seinem Garten in Schiras und in Indien genoß, die Felix bei seiner Reise in den Kristallpalast erfreute und die Kanu bei seinem Schlemmermahl mit seinen Freunden bei Mutter Kannan in Kerala/Südindien vorgesetzt bekam.

Gourmet's Garden ist von Montag bis Freitag jeweils von 10 bis 18.30 Uhr geöffnet. Tel.: 089/3088493. Jenny Frederiksen, Brigitte Schuller und Esther Kuijt beraten dich dort gerne. Manchmal ist auch der Autor dieses Buches, Devanando Otfried Weise anwesend.

In der Münchner Innenstadt bist du im QUINOA am besten bedient. Der Name stammt von einer mexikanischen Getreidesorte, die zusammen mit dem Amarant in den letzten Jahren als Nahrung der alten INKA berühmt geworden ist.

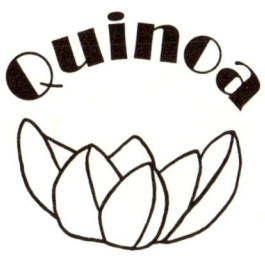

Im QUINOA schwingen Heike Flöck und ihre Mitarbeiter den Kochlöffel. Du kannst an hübschen Tischen sitzen, bedienst dich tagsüber selbst und wirst ab 18 Uhr von den freundlichen Kellnerinnen und Kellnern wie eine Prinzessin oder ein Prinz aus Hafis' Welt behandelt.

Du findest eine Riesenauswahl an Salaten, aber auch warme Speisen. Deine Lieblingsgetränke stehen sicherlich auf der Karte und wenn du deine Eltern oder andere Erwachsene mitbringst, können diese auch einen guten Schoppen Wein schlürfen. Hier geht es fröhlich und locker zu, und du fällst nicht unangenehm auf, wenn du mit deinen Freunden scherzt und lachst.

Das Quinoa liegt in München 2, in der Sendlingerstr. 30, der Eingang ist um die Ecke in der Schmidtstraße. Tel.: 089 268534. Geöffnet ist das Lokal von Montag bis Freitag von 11.30 bis 22 Uhr und Samstag von 11.30 bis 17 Uhr. An Sonn- und Feiertagen ist geschlossen.

Woher hat die Petersilienkönigin Pusser ihre Informationen über eine gesunde Ernährung?

Aus dem Buch: **Harmonische Ernährung**

von Dr. Devanando Otfried Weise

unter Mitarbeit von Jenny P. Frederiksen

Dieses grundlegende Buch zeigt, wie man bewußter wird und seine persönliche, gesunde Ernährung intuitiv selbst findet. Es räumt auf mit der Illusion, man könne durch Wunderkuren gesund und schlank werden und die Medizin wäre in der Lage, alle Fehler auszugleichen, die ein unzweckmäßiger Lebensstil, speziell in punkto Ernährung, verursacht hat. Das Buch sagt:

- welche Ernährung gesünder und leistungsfähiger macht
- wie man vitaler und widerständiger gegen Krankheiten wird
- wie man sich körperlich, gefühlsmäßig und geistig in Form bringt
- wie man ausgeglichener, wacher, sensitiver und bewußter wird
- wie man die persönlich optimale Ernährung selbst herausfindet

Das Buch ermuntert, die Verantwortung für sein Leben selbst zu übernehmen, und es aus einer ganzheitlichen Sicht heraus individuell harmonisch zu gestalten. Es leitet dazu an, wie man bei einer Ernährungsumstellung mit seinen Gefühlen, Wünschen, Begierden und Süchten richtig umgeht. Es zeigt, wie wichtig es ist, daß man sich selbst akzeptiert und liebt, auf seinen Körper hört und seiner inneren Stimme folgt.

Ein fünfundzwanzigseitiger Rezeptteil regt an, mehr Abwechslung in den Speiseplan zu bringen.
Mit einem Vorwort des Psychoanalytikers
Prof. Dr. med. Michael Lukas Moeller.

Das Paperback hat 298 S., ist im gleichen Verlag erschienen wie "Melone zum Frühstück" und kostet 29,80 DM.
ISBN 3-9802471-0-4

# Lebensmittel-Kombinationstabelle

Konzentrierte Proteine bzw. Protein-Fett-Kombinationen: FISCH, FLEISCH, WURST, EIER, KÄSE (unter 60% Fett i. d. Tr.). Essen Sie pro ← Mahlzeit nur eines dieser Nahrungsmittel und schränken Sie diese stark ein.

Konzentrierte Protein-Kohlenhydrat-Kombinationen: HÜLSENFRÜCHTE, SOJAPRODUKTE, ERDNÜSSE sind natürliche Fehlkombinationen und schwer verdaulich! Halten Sie sich hier zurück!

Konzentrierte Protein-Kohlehydrat-Fett-Kombis: NÜSSE, SAMEN & -MUSE. Sie sind schwer verdaulich, liefern aber hochwertiges Protein! Essen Sie davon wenig und ungeröstet!

Konzentrierte Öle und Fette: kaltgepreßte & unraffinierte ÖLE, ungehärtete FETTE & MARGARINE, süße & saure SAHNE, KÄSE (über 60% Fett i. d. Tr.). Halten Sie sich hier zurück!

Wasserhaltige, ballast- & vitalstoffreiche Lebensmittel mit wenig bis sehr wenig Kohlenhydraten und Proteinen: GEMÜSE, SALATE, SPROSSEN, KRÄUTER. Essen Sie davon so viel Sie wollen, am besten roh oder nur leicht gegart, am besten Produkte aus biologischem Anbau.

Konzentrierter Zucker: Alle Arten von ZUCKER, HONIG & ERSATZ & alle Produkte damit. Schränken Sie diese drastisch ein. Essen Sie Süßigkeiten immer für sich allein.

Konzentrierte Stärke: GETREIDE & PRODUKTE KARTOFFELN.Gut kauen & einspeicheln! Halten Sie sich dabei zurück!

Wäßrige Protein-Fett-Kohlenhydrat-Kombis: MILCH & -PRODUKTE (außer Käse). Halten Sie sich zurück! Yoghurt macht nicht schlank!

GEWÜRZE & SALZ passen zu allen Speisen außer Obst. Verwenden Sie sie sparsam!

---

OBST (FRÜCHTE)

MELONEN
zuerst od. allein essen

SAURES OBST ←→ HALBSAURES OBST ←→ SÜßES OBST
zuletzt essen

Essen Sie Obst immer roh für sich allein auf leeren Magen und danach 20 Minuten nichts.
Essen Sie vormittags nur frisches, rohes, reifes, saftiges Obst.
Essen Sie Obst und Gemüse in individuell nach Verträglichkeit bestimmtem Mengenverhältnis!

**Ausnahmen:** Nüsse mit Zitrusfrüchten ist eine mäßige Kombination. Grünblattsalate, Stangensellerie, Tomaten, Gurken, Paprika und Avokados können mit Obst kombiniert werden, Tomaten nicht mit süßem Obst.
Die Doppelpfeile geben an, daß die unmittelbar verbundenen Lebensmittelgruppen gut mit einander kombinierbar sind.

Entwurf: WEISE , Quellen: DIAMOND, COLLEGE OF LIFE SCIENCE, WALB.

Aus dem Buch: Harmonische Ernährung, S. 275